의사가 알려주는
디지털 치료제

의사가 알려주는
디지털 치료제

초판 1쇄 발행 2023. 8. 21.

지은이 서영준, 오창헌
펴낸이 김병호
펴낸곳 주식회사 바른북스

편집진행 박하연
디자인 양헌경

등록 2019년 4월 3일 제2019-000040호
주소 서울시 성동구 연무장5길 9-16, 301호 (성수동2가, 블루스톤타워)
대표전화 070-7857-9719 | **경영지원** 02-3409-9719 | **팩스** 070-7610-9820

•바른북스는 여러분의 다양한 아이디어와 원고 투고를 설레는 마음으로 기다리고 있습니다.

이메일 barunbooks21@naver.com | **원고투고** barunbooks21@naver.com
홈페이지 www.barunbooks.com | **공식 블로그** blog.naver.com/barunbooks7
공식 포스트 post.naver.com/barunbooks7 | **페이스북** facebook.com/barunbooks7

ⓒ 서영준, 오창헌, 2023
ISBN 979-11-93127-97-1 93510

THE DOCTOR
TOLD ME

의사가 알려주는
디지털 치료제

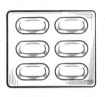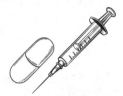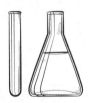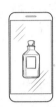

DIGITAL
THERAPEUTICS

비전공자를 위한
전문가 되기 입문개론

서영준 · 오창헌 지음

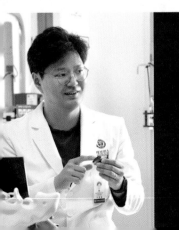

의료 혁명의 선봉에 서다 –
디지털 치료제로 건강한 삶을 향해 도약하라!

★★★★★
디지털헬스케어학부
교수 겸 대학병원
의사가 분석한
지침서

★★★★★
한국차세대과학기술
한림원 회원으로서의
통찰력이 담긴
특강 시리즈

★★★★★
어지러움 디지털
치료제 개발자이자
수요자로서의
관점 소개

바른북스

의사를 하면서 디지털 치료제 개념을 처음 접하게 된 시점은 정확히 알지 못한다. 왜냐하면 의사 생활을 하면서, 어지러운 환자에게 설문지를 작성하고, 약을 주고, 어지러움 일기를 작성하게 하고, 그 일기를 보고, 환자의 치료방침을 정하는 것은 어찌 보면 전통적인 치료 방법이었기 때문이다. 의사가 수개월에 한 번 진료를 보면서, 환자의 질병을 관리하는 것은 불가능하다. 또한 하루에 100명의 환자를 본다면 이 많은 환자의 증상을 매일 들여다보면서 환자를 치료할 수도 없는 현실이다. 하지만 환자의 증상은 매일 그리고 매시간 변화하고, 처방된 치료에 따라 다양하게 치료반응이 나타나게 된다. 따라서 디지털 치료제에 대한 필요는 아마 모든 의사들이 오래전부터 느끼고 있었고, 스티브 잡스의 아이폰과 ICT의 발전에 따라 자연스레 발생할 수밖에 없는 현실이였던거라 생각한다.

　디지털 치료제는 디지털 형태로 환자의 일상을 기록하고, 환자와 항상 함께하며, 함께 사는 주치의라고 생각할 수 있다. 당 수치를 기록하고, 심박수를 재며, 이러한 수치가 위험 범위에 들지 않게 잔소리를 해주며, 의학적인 근거에 의한 행동인지치료를 하는 것이다. 일반적인 건강 앱과 다른 점은 의학적 근거가 두터워, 치료 효과가 분명히 입증되었다는 점인데, 의학적인 근거는 많으면 많을수록, 오래되면 오래될수록 신뢰도가 높다. 그렇기 때문에 디지털 치료제는 일단 많은 사람들에게 배포가 되고, 오랜 시간이 지나야 그 진짜 효력을 알 수 있을 것이라 예상한다.

이제 막 시작한 디지털 치료제는 전통적인 약물치료를 보조하는 수단이 아니라, 3세대의 새로운 약물치료로, 기존의 약물까지 대체할 수 있는 강력한 변화라 생각한다. 고혈압이 발생한 이후에 약물로 유지를 하는 것이 아니라, 고혈압이 발생하기 전에 위험률을 낮추고, 고혈압이 발생하지 않기 위한 약물이라고 생각하면 될 것이다. 질병의 조기 진단과 조기 치료는 미래의 의료 주요 관심이 될 것이고, 맞춤형 의료와 함께 미래의료의 주요한 흐름이 될 것이다.

그렇기 때문에 의사와 환자, 그리고 국가는 이 흐름을 빠르게 받아들이되, 위험성을 최소한으로 하는 방안을 고심해야 한다. 디지털 치료제의 개념을 이해하고, 이와 관련된 현 상황을 인지하는 것이 시작이라, 저자는 이 책을 출판하게 되었다. 아직 많은 부분이 부족하리라 생각하지만, 디지털 치료제를 개발하는 개발자의 입장에서, 디지털 치료제를 사용하는 의료인의 수요자 입장에서, 그리고 이를 강의하는 디지털헬스케어학부 교수로서 가지고 있는 지식들을 일차로 담아내어, 이야기를 꺼내보려고 한다. 이러한 시도가 디지털 치료제와 관련된 일을 하게 될 학생들과 이를 사용하게 될 일반인들 그리고 이를 입법하는 국가 관계자 전문가들에게 조금이나마 도움이 되었으면 한다.

목차

1. 디지털 치료제란

디지털 치료제의 등장 ········· 14

디지털 치료제 개념 ········· 16

디지털 치료제의 범주와 특징 ········· 20

디지털 치료제 주요 연혁 ········· 23

디지털 치료제 주요 기술과 제품 ········· 25

◆ 의사가 알려주는 '디지털 치료제' 이야기 1 ········· 31

2. 디지털 치료제는 약인가

디지털 치료제의 종류 ········· 40

디지털 치료제와 전자약 ········· 46

디지털 치료제의 적용 분야 ········· 49

디지털 치료제가 주목받는 이유 ········· 58

◆ 의사가 알려주는 '디지털 치료제' 이야기 2 ········· 60

3. 디지털 치료제와 맞춤형 정밀의료

맞춤의료와 정밀의료 ········· 68

정밀의료의 기대효과 ········· 72

정밀의료와 디지털 치료제 ········· 74

◆ 의사가 알려주는 '디지털 치료제' 이야기 3 ········· 75

4. 디지털 치료제의 개발

좋은 디지털 치료제란 ·· 84

디지털 치료제의 사이버 보안 ···································· 88

◆ 의사가 알려주는 '디지털 치료제' 이야기 4   91

5. 디지털 치료제의 인허가

국내 디지털 치료제 인허가 프로세스 ····················· 100

허가 · 심사 필요 서류 작성 방법 ···························· 104

미국 FDA의 디지털 치료제 허가 및 심사 ··············· 109

국내 디지털 치료제 주요 가이드 라인 ··················· 113

해외 디지털 치료제 주요 가이드 라인 ··················· 118

◆ 의사가 알려주는 '디지털 치료제' 이야기 5   120

6. 디지털 치료제 산업동향

디지털 치료제 산업특성 ·· 126

디지털 치료제 시장동향 및 전망 ···························· 128

디지털 치료제 주요 기업동향 ································· 133

디지털 치료제 투자 동향 ··· 142

◆ 의사가 알려주는 '디지털 치료제' 이야기 6   144

7. 디지털 치료제와 보건의료 체계

우리나라의 의료보험 체계(국가보험과 민영보험) ·············· 156

국민건강보험과 민간보험의 차이점 ···················· 160

국민건강보험 수가체계 ·························· 165

디지털 치료제의 처방과 청구 프로세스 ················ 169

디지털 치료제의 건강보험 수가 반영 방법 ············· 174

◆ 의사가 알려주는 '디지털 치료제' 이야기 7   179

8. 국내 디지털 치료제 기업 사례

㈜에임메드 (제품명 : Somzz, 치료 분야 : 불면증) ·············· 190

웰트 (제품명 : 필로우Rx, 치료 분야 : 불면증) ············· 193

뉴냅스 (제품명 : 뉴냅 비전, 치료 분야 : 시야 장애) ········· 195

라이프시맨틱스 (제품명 : 레드필 숨튼, 치료 분야 : 호흡 재활) ······ 197

하이 (제품명 : 엥자이렉스(Anzeilax), 치료 분야 : 범불안장애) ······ 199

쉐어앤서비스 (제품명 : 이지브리드, 치료 분야 : 호흡) ·············· 202

어지럼증 치료용 디지털 치료제 개발기업 ············· 204

◆ 의사가 알려주는 '디지털 치료제' 이야기 8   210

| 표 목차 |

〈표 1-1〉　식품의약품안전처의 디치털 치료기기 정의　◆　17
〈표 1-2〉　디지털 치료제 주요 연혁　◆　24
〈표 1-3〉　국내 주요 디지털 치료제 진행 현황　◆　29
〈표 1-4〉　치료제 발전 과정　◆　32
〈표 1-5〉　공급자(의사)와 수요자(환자)입장에서 '디지털 치료제'에 대한
　　　　　기대와 장단점 차이　◆　35

〈표 2-1〉　디지털 치료제 처방 필요 여부　◆　43
〈표 2-2〉　처방 및 비처방 디지털 치료제　◆　44
〈표 2-3〉　디지털 치료제 적용 분야　◆　50
〈표 2-4〉　당뇨 관련 디지털 치료제　◆　52
〈표 2-5〉　우울증 및 불면증 관련 디지털 치료제　◆　53
〈표 2-6〉　ADHD, PTSD 및 공황장애 관련 디지털 치료제　◆　55
〈표 2-7〉　약물중독 및 금연치료 관련 디지털 치료제　◆　56
〈표 2-8〉　주요 질환 관련 디지털 치료제　◆　57
〈표 2-9〉　디지털 치료제 시장규모　◆　59
〈표 2-10〉　디지털 치료제 vs 디지털 헬스케어 vs 전자약의 차이　◆　60

〈표 3-1〉　정밀의료의 개념　◆　69
〈표 3-2〉　정밀의료 구현을 위한 데이터 소스　◆　71
〈표 3-3〉　디지털 치료제의 치료 외의 예방 및 진단 기능 예시　◆　77
〈표 3-4〉　개발 중인 디지털 치료제 제품개발 필요성　◆　78
〈표 3-5〉　개발 중인 디지털 치료제 제품 사용 목적 및 개요　◆　79

〈표 4-1〉　의료기기 사이버 보안 허기심사 제출 자료　◆　90

〈표 5-1〉　디지털 치료기기 인허가 관련 주요 용어 및 정의　◆　101
〈표 5-2〉　디지털 치료기기 예시　◆　103
〈표 5-3〉　의료기기 소프트웨어 기술 문서 작성방법　◆　105
〈표 5-4〉　의료기기 허가 · 심사 시 첨부자료 추가 기재 사항　◆　107
〈표 5-5〉　의료기기의 변경 허가 · 심사 대상　◆　108
〈표 5-6〉　미국 FDA 소프트웨어 조항　◆　110
〈표 5-7〉　SaMD 임상평가 구성요소 및 첨부자료　◆　112
〈표 5-8〉　디지털 치료기기 허가심사 가이드 라인의 주요 내용　◆　113
〈표 5-9〉　적응증별 디지털 치료제 안정성 · 성능 평가 및
　　　　　임상시험 계획서 작성 가이드 라인　◆　114
〈표 5-10〉　미국 및 유럽 디지털 치료제 가이드 라인　◆　118

〈표 6-1〉 글로벌 디지털 치료제 기업 분포(좌) 및
지역별 디지털 치료제 사용자 현황(우) ◆ 127
〈표 6-2〉 글로벌 주요 디지털 치료제 기업 동향 ◆ 134
〈표 6-3〉 국내 주요 디지털 치료제 기업 현황 ◆ 138

〈표 7-1〉 미국 국가보험 및 민영보험 ◆ 157
〈표 7-2〉 우리나라 국민건강보험 ◆ 158
〈표 7-3〉 민간의료보험(실손의료보험) 보험료 치등제 도입 및
보장구조 개편 ◆ 159
〈표 7-4〉 국민건강보험 및 민간의료보험(실손의료보험) 비교 ◆ 161
〈표 7-5〉 국민건강보험 급여율 및 생명보험사 지급률 ◆ 163
〈표 7-6〉 외래 및 입원 지불제도 및 대상 ◆ 166
〈표 7-7〉 디지털 치료제 등재 분류별 장단점 ◆ 175
〈표 7-8〉 행위 · 치료재료 상한금액산정기준의 치료재료
상한금액의 산정기준 ◆ 177

〈표 8-1〉 어지럼증 치료용 디지털 치료제 동향 · 제품 현황 ◆ 205

| 그림 목차 |

[그림 1-1] DTA(Digital Therapeutics Alliance, 디지털 치료제 연합) 회원사 ◆ 18
[그림 1-2] 디지털 치료제의 범주 ◆ 21
[그림 1-3] 디지털 치료제의 개인 맞춤형 치료 예시 ◆ 22
[그림 1-4] FDA 승인을 받은 디지털 치료제 현황(2021년 6월 기준) ◆ 26
[그림 1-5] Pear Therapeutics의 reSET ◆ 27
[그림 1-6] Akili Interactive의 EndeavorRx ◆ 28
[그림 1-7] 에임메드의 Somzz ◆ 30

[그림 2-1] 신경 재활 운동 및 기능 훈련 디지털 치료제 MindMotion GO ◆ 41
[그림 2-2] 만성 통증 관리 디지털 치료제 RelieVRx ◆ 42
[그림 2-3] 정신건강 약품 관리 기능을 포함하는 디지털 치료제
Precision Digital Drug plus ◆ 43
[그림 2-4] 전자약 프로세스 ◆ 47
[그림 2-5] 온라인 디지털 치료 서비스 종류 예시 ◆ 51
[그림 2-6] 온라인 디지털 치료제 맞춤치료 서비스 ◆ 58

[그림 3-1] 정밀의료 개념 및 사례 ◆ 70
[그림 3-2] 정밀의료의 주요 데이터 소스 ◆ 71

[그림 4-1]   디지털 헬스케어 보안 사고 사례 ◆ 86
[그림 4-2]   의료기기 사이버 보안 적용 대상 ◆ 89

[그림 5-1]   2등급 의료기기 인허가 절차 ◆ 100
[그림 5-2]   디지털 치료기기 판단기준 및 절차 ◆ 102
[그림 5-3]   의료기기 기술 문서 작성에 필요한 기재 사항 ◆ 104
[그림 5-4]   의료기기 허가·심사 시 제출되는 첨부자료 ◆ 106
[그림 5-5]   의료기기 위험도에 따른 인허가 절차 ◆ 110

[그림 6-1]   글로벌 디지털 치료제 시장 규모 전망 (2022~2030) ◆ 128
[그림 6-2]   세계 디지털 치료제 판매경로별 시장 전망 (단위 : 백만 달러) ◆ 129
[그림 6-3]   세계 디지털 치료제 용도별 시장 전망 (단위 : 백만 달러) ◆ 130
[그림 6-4]   세계 디지털 치료제 질환별 시장 현황 및 전망 (단위 : 백만 달러) ◆ 131
[그림 6-5]   국내 디지털 치료제 시장 전망 ◆ 131
[그림 6-6]   국내 디지털 치료제 질환별 시장 현황 및 전망 (단위 : 백만 달러) ◆ 132
[그림 6-7]   디지털 치료제 제품군 분류 ◆ 147

[그림 7-1]   국민건강보험과 민간의료보험(실손형, 정액형)의 보장범위 ◆ 160
[그림 7-2]   국민건강보험의 제3자 지불제(左)와
             민간의료보험의의 상환제(右) ◆ 163
[그림 7-3]   국민건강보험 관리운영 체계 ◆ 170
[그림 7-4]   미국의 처방형 디지털 치료제(Prescription Digital Therapeutic, PDT)
             전달체계 ◆ 172
[그림 7-5]   독일의 디지털 치료제(DiGA) 전달체계 ◆ 173
[그림 7-6]   디지털 치료제 보상체계(안) ◆ 176
[그림 7-7]   디지털 치료제를 이용한 치료 과정 ◆ 178

[그림 8-1]   Somzz 설명자료 ◆ 191
[그림 8-2]   필로우RX ◆ 194
[그림 8-3]   '뉴냅 비전'으로 훈련하는 개념도 ◆ 196
[그림 8-4]   레드필 숨튼(좌) 및 CES 2023 라이프시멘틱스(우) ◆ 198
[그림 8-5]   마음검진(좌) 및 CES 2023 하이(우) ◆ 200
[그림 8-6]   이즈브리드 소프트웨어 ◆ 203

THE DOCTOR
TOLD ME

 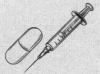

DIGITAL
THERAPEUTICS

디지털
치료제란

디지털 치료제의
등장

디지털 치료제(DTx, Digital Therapeutics)는 ICT 기술의 급격한 발전으로 인한 디지털 혁명의 결과물이 보건의료 분야에 접목되면서 탄생했다. 초기 보건의료 분야에 디지털 기술의 접목은 다음의 2가지 목적으로 시도되었다. 첫 번째는 진단정확도 향상과 효과적인 치료를 목적으로 한 의료기기의 지능화 및 고도화였으며, 두 번째는 질병의 조기 발견을 통한 효과적 치료와 예후 관찰을 통한 빠른 회복과 재발 방지 등의 목적이었다. 디지털 기술의 급속한 발전으로 빅데이터와 인공지능, IoMT(Internet of Madical Things), 모바일, 클라우드 기술들의 발전과 확산을 통해 디지털 헬스케어 분야가 발전하면서 질병의 사전 예측과 적극적 중재를 통한 건강증진 등에 디지털 기술이 매우 효과적일 수 있다는 점이 알려지게 된다. 이러한 디지털 기술의 가능성을 적극적으로 활용하여 실제 치료목적으로 활용하기 위한 다양한 시도가 이루어지면서 디지털 치료제라는 분야가 대두되기에 이르렀다고 할 수 있다.

디지털 치료제라는 명칭은 2010년 미국의 웰닥(Welldoc)이라는 당뇨병 관리 서비스 회사가 블루스타(Bluestar)라는 제2형 당뇨병 관리 서비스 앱을 출시하고 홍보하면서 처음 사용되었다. 당시 디지털 치료제라는 단어는 치료 효과를 부각시켜 마케팅하기 위한 명칭일 뿐 학계나 기관에서 명확하게 정의된 단어는 아니었다. 하지만 의학적 효과를 입증하기 위해 기존 의약품처럼 임상시험을 통한 치료 효과의 검증을 거쳤기 때문에 관련 분야에 파장을 불러왔으며, 기존 의약품에 비해 저렴한 개발 및 사업화 비용과 새로운 기술 분야에 대한 가능성 등이 조명받으며 새로운 분야로서 자리 잡게 된다.

디지털 치료제
개념

디지털 치료제라는 명칭이 가장 보편적으로 사용되고는 있으나 명확하게 정의된 통일된 단어로서 통용되는 것은 아니며 디지털 치료법, 디지털 치료기기, 디지털 치료제 등 여러 용어들이 혼재되어 사용되고 있는 상황이다. 따라서 앞으로의 논의를 위해 용어들에 대한 정리부터 먼저 살펴볼 필요가 있다.

먼저 디지털 치료법은 해외에서 DTx(Digital Therapeutics)라는 명칭으로 일반화되어 있으나 국내에서는 일반적으로 사용되고 있지는 않은 용어다. 국내에서는 식품의약품안전처가 2020년 8월 발표한 인허가 가이드 라인에서 디지털 치료제라는 용어 대신에 '디지털 치료기기'라는 명칭으로 소프트웨어만으로 이뤄지고 질병의 치료 · 효과 · 관리를 하는 의료기기를 정의하여 발표했다. 식약처가 정의한 디지털 치료기기는 소프트웨어 의료기기(Software as Medical Device, SaMD)의 한 갈래로서 의료기기 관련 규정에 따라 인허가가 결정되는 의료기기의 한 종류로서 해석하고 있다고 볼 수 있다. 그러나 국내에서는 식약처가 정의한 디지털 치료기기라는 용어보다는 디지털 치료제라는 용어가 일반적으로 사용되고 있으며, 본 보고서에서는 이들 3가지 용어를 통일하여 '디지털 치료제'로 사용하도록 하겠다.

〈표 1-1〉 식품의약품안전처의 디치털 치료기기 정의

디지털 치료기기(Digital Therapeutics)

의학적 장애나 질병을 예방, 관리, 치료하기 위해 환자에게 근거 기반의 치료적 개입을 제공하는 소프트웨어 의료기기(SaMD)

* 디지털 치료기기의 사용은 치료적 개입이 필요한 '환자'를 대상으로 함

※ 출처 : 디지털치료기기 허가 · 심사 가이드 라인, 2020, 식품의약품안전처

디지털 치료제는 일반적으로 '의학적 질병 및 장애를 예방, 관리 및 치료하는 소프트웨어 프로그램'이라는 의미로 사용되고 있으나 현재까지 명확한 정의가 내려지지 못하고 논의가 진행 중인 상황이나 크게 2가지 기관에서 정의한 디지털 치료제의 정의를 살펴봄으로써 디지털 치료제에 대한 개념을 정리하고자 한다.

먼저 전 세계적으로 디지털 치료제 분야의 대표적 기관으로서 받아들여지는 DTA(Digital Therapeutics Alliance, 디지털 치료제 연합)에서는 디지털

치료제를 '의학적 장애나 질병을 예방, 관리, 치료하기 위해 환자에게 근거 기반의 치료적 개입을 제공하는 소프트웨어'로서 정의[1]하고 있다. DTA는 2017년에 결성된 디지털 치료제 분야의 글로벌 산업협회로서 전 세계적으로 100여 개의 바이오 치료제 기업 및 기관들이 참여하고 있는 기관으로서 권위를 가지고 있다고 할 수 있다.

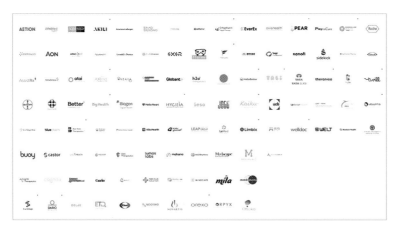

● [그림 1-1] DTA(Digital Therapeutics Alliance, 디지털 치료제 연합) 회원사
  ※ 출처 : DTA 홈페이지(dtxalliance.org)

1)   Digital Therapeutics Alliance. (2018. 10.). Digital Therapeutics : Combining Technology and Evidence-based Medicine to Transform Personalized Patient Care. Digital therapeutics (DTx) deliver evidence-based therapeutic interventions to patients that are driven by high quality software programs to prevent, manage, or treat a medical disorder or disease. They are used independently or in concert with medications, devices, or other therapies to optimize patient care and health outcomes.

반면 국내 보건의료 분야의 인허가를 담당하고 있는 식품의약품안전처는 앞에서 얘기했던 것처럼 '디지털 치료기기'라는 용어를 사용할 것을 권고하고 있으며, '의학적 장애나 질병을 예방, 관리, 치료하기 위해 환자에게 근거 기반의 치료제 개입을 제공하는 소프트웨어 의료기기(SaMD)'로 정의하고 있다. 이는 하드웨어에 종속되지 않는 독립적인 소프트웨어지만 의료기기의 사용 목적과 동일한 기능을 할 수 있다는 점을 강조하고 있다고 볼 수 있다.

디지털 치료제의
범주와 특징

디지털 치료제는 디지털 헬스케어 소프트웨어와 의료 분야의 소프트웨어 의료기기(SaMD)의 2개 분야의 교집합에 속하는 범주로 볼 수 있다. 디지털 치료제는 의료 분야에 속하는 치료목적의 소프트웨어라는 점은 명확하기 때문에 의문이 들 수도 있다. 그러나 디지털 치료제의 개발 역사를 살펴볼 때 디지털 헬스케어 분야에서 파생되었기 때문이며 헬스케어 서비스가 가진 접근성을 활용하면서 의학적 전문성을 보완한다는 점에서 디지털 헬스케어 서비스의 범주에 포함될 수 있다.

이러한 디지털 치료제의 범주에 맞게 디지털 치료제가 가지는 특징은 양쪽의 특성이 모두 반영되어 있으며, 접근성, 개인화, 비용 절감, 상호작용성, 신속한 피드백과 확장성을 그 특징으로 볼 수 있다.

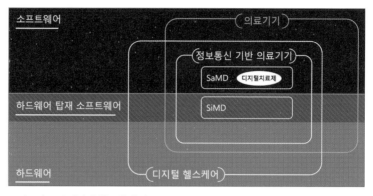

● [그림 1-2] 디지털 치료제의 범주
※ 출처 : 디지털 치료제의 현황 분석 및 발전 방향, 2020, 한국전자통신연구원 자료 재구성

먼저 치료에 대한 접근성 측면에서 스마트 기기를 통해 언제 어디서나 접근이 가능하기 때문에, 지역, 거리, 시간 등의 제약을 없앨 수 있다. 또한 환자가 자신의 건강 상태를 모니터링함으로써 자가 관리를 효율적으로 지원할 수 있으며, 개인의 건강 상태와 증상 및 진단결과 등을 고려한 개인화된 맞춤형 치료를 제공할 수 있다는 특징을 가지고 있다. 또한 최근에는 스마트 기기를 통해 수집되는 개인별 라이프로그 데이터와 병원의 전자의무기록 데이터(EMR), 유전체 정보 등과 결합을 통해 더욱 정교한 맞춤형 치료를 제공하기 위한 기술개발이 이루어지고 있다.

또한 디지털 치료제는 소프트웨어로 제공되기 때문에 기존 치료제에 비해 비용이 상대적으로 저렴하며 예방치료 및 자가 관리가 가능하기 때문에 병원 진료 등으로 발생하는 비용 또한 절감할 수 있다. 디지털 치료제는 환자와의 실시간 상호작용이 가능하며 실시간으로 수집되는 데이터를 기반으로 신속한 피트백과 적절한 조치가 가능하며 디지털 기술 발전에 따라 다양하고 유연한 확정성을 가진다.

그러나 이러한 디지털 치료제의 확산을 위해서는 기술 및 제도적 측면에서 해결해 나가야 할 다양한 과제들이 남아있다. 먼저 모든 디지털 기술이 그렇듯 보안 문제를 지속적으로 해결해야 하며 민감한 개인정보의 관리에 관한 문제도 있다. 또한 기존에 없던 새로운 의료 서비스이기 때문에 법/제도적인 규제와 승인문제, 건강보험 급여 적용 등 기존 의료 서비스에 편입시키기 위한 제도 정비 이슈도 있으며 의료진과 환자의 수용도 문제도 해결해야 할 과업이다.

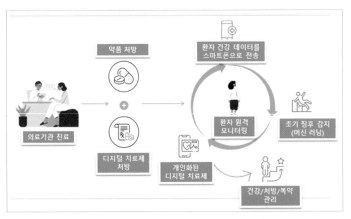

● [그림 1-3] 디지털 치료제의 개인 맞춤형 치료 예시
　※ 출처 : klava-innovation(중독성 장애 디지털 치료제 개발기업) 자료

디지털 치료제
주요 연혁

앞에서 얘기했듯 디지털 치료제는 2010년 처음 등장하였으며, 2017년 미국 페어 테라퓨틱스(Pear Therapeutics)가 개발한 약물중독치료용 모바일 앱이 디지털 치료제로서 최초로 FDA 허가를 취득하며 본격적으로 디지털 치료제가 출시되기 시작했다. 2022년 1월 기준 FDA 승인을 취득한 디지털 치료제는 63개[2]로 알려졌으며, 국내에서는 2020년 인허가 가이드 라인이 제정된 이후 2022년 2월 기준 9개 기업에서 임상시험을 진행 중[3]이다. 2023년 2월 국내 첫 디지털 치료기기 허가 사례로 불면증 치료용 모바일 어플리케이션(제품명 Somzz)가 출시되었다.

---

2) 디지털 치료기기 개발 동향, 2022, 한국바이오협회
3) 3세대 신약 디지털 치료제의 투자동향과 미래 전략, 2023, 삼정KPMG

년도	내용
2010	• 미국 식품의약국(FDA)에서 WellDoc의 BlueStar(당뇨병 관리 시스템 플랫폼의 처방 버전)이 승인됨. 2010년 당시 홍보를 위해 디지털 치료제 명칭을 최초로 사용함
2015	• 독일의 의료기업 GAIA AG는 미국과 유럽에서 4,000명 이상의 환자를 대상으로 한 여러 무작위 내조 시험(RCT)에서 완전 자동화된 다국어 우울증 치료제 deprexis®의 효과를 입증했으며 2015년 FDA로부터 승인을 받음
2017	• 약물 사용 장애에 대한 최초의 처방 디지털 치료제인 Pear Therapeutics의 reSET®이 2017년 FDA 승인을 받아 개선된 치료 유지력 입증 • 2017년 디지털 치료제의 증거 기반 발전에 참여하는 업계 리더 및 이해 관계자의 비영리 무역 협회로서 Digital Therapeutics Alliance를 설립
2019	• 독일 의회는 독일의 모든 의사가 독일의 공적 보험에 가입한 개인에게 디지털 치료제(Digitale Gesundheitsanwendungen, 또는 DiGA)를 처방할 수 있도록 하는 디지털 의료법(Digitale Versorgung-Gesetz, DVG)을 통과

※ 출처 : 디지털 치료제의 특허법적 보호 현황과 과제, 2022, 한국지식재산연구원

코로나 팬데믹으로 인해 전 세계적으로 사회 전반에 걸친 급격한 디지털 전환과 비대면 서비스 보급이 보급에 편승하여 의료 분야에서도 비대면 진료 및 처방에 대한 수요가 증가했다. 이러한 사회적 분위기는 비대면 진료를 넘어 맞춤형 의료 서비스와 실시간 환자 모니터링 등 의료 전반에 걸친 디지털 서비스의 개발과 보급을 촉진시켰으며, 디지털 치료제에 대한 사회 전반의 관심과 수용성이 높아지고 있다고 할 수 있다.

디지털 치료제
주요 기술과 제품

　　디지털 치료제에 적용된 주요 기술들은 모바일 앱, 가상현실/증강현실(VR/AR), 게임, 인공지능, 빅데이터 등 최신 디지털 기술들이 모두 망라되어 있다고 볼 수 있다. 이 중 모바일 어플리케이션은 디지털 치료제를 이루는 기본 골격이며, 환자의 치료 순응도 향상을 위해 게임 알고리즘과 콘텐츠들이 적용되고 있다. 여기에 몰입감 증대를 위해 가상현실/증강현실 기술들이 적용되고 있다고 볼 수 있다. 그러나 디지털 치료제의 가장 핵심 기술 분야는 인공지능과 빅데이터라고 할 수 있는데, 질병의 예측과 진단 그에 따른 맞춤형 치료 제공 등 디지털 치료제의 핵심적 기능들을 구현할 수 있도록 하는 핵심이기 때문이다.

　　글로벌 시장에서 다양한 디지털 치료제들이 개발되고 있으나, 2021년 7월 기준 의사 처방이 가능한 FDA 승인 디지털 치료제는 5건에 불과하며 이 중 대표적인 2개의 디지털 치료제에 대해 간단하게 알아보도록 하겠다.

Product Name	Company	Therapeutic Area	FDA Status
reSET	Pear Therapeutics	Substance use disorder	De novo
reSET-O	Pear Therapeutics	Opioid use disorder	510(k)
Somryst	Pear Therapeutics	Insomnia	510(k)
EndeavorRx	Akili Interactive	ADHD	De novo
iSage Rx	Amalgam	Diabetes	510(k) Class II

● [그림 1-4] FDA 승인을 받은 디지털 치료제 현황(2021년 6월 기준)

※ 출처 : Digital Therapeutics for Substance Use Disorders : From Research to Practice, 2021.
8. 3, Psychiatric Times

전 세계적으로 가장 먼저 의사 처방이 가능해진 디지털 치료제인 Pear Therapeutics의 reSET은 약물중독치료용 모바일 앱으로서 2년간의 심사를 거쳐 2017년 9월 FDA 허가를 획득했다. reSET은 의학적 효과 검증을 위한 무작위 임상시험을 통해 외래 상담 치료와 병행할 경우 치료 효과가 22.7% 향상된다는 연구결과가 보고되었다. reSET은 의사가 처방하면 환자는 앱스토어에서 앱을 다운로드 받아 사용한다. 환자는 스스로 약물사용 갈망(craving), 유발인자(trigger) 등의 데이터를 실시간으로 입력하고, 인지행동치료(cognitive behavior therapy)에 기반한 온라인 상담 서비스를 제공받게 된다. Pear Therapeutics는 현재 처방 디지털 치료제(Prescription Digital Therapeutics, PDT) 분야의 선두 기업으로 자리 잡았으며, 처방 디지털 치료제를 개발해 환자에게 전달하는 최초의 엔드투엔드 플랫폼(End-to-end platform)을 보유하고 있다.

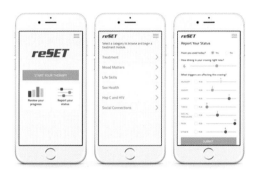

● [그림 1-5] Pear Therapeutics의 reSET

※ 출처 : Pear Therapeutics 홈페이지(peartherapeutics.com)

Akili Interactive는 소아 ADHD 치료용 비디오게임 EndeaverRx를 출시하고, 2020년 6월 게임형 치료제로선 최초로 미국 FDA의 승인을 받아 서비스를 제공하고 있다. EndeaverRx는 주의력이 산만하거나 ADHD 증상이 있는 8~12세 아동을 대상으로 하는 집중력 향상 훈련 게임 콘텐츠를 제공하는 서비스다. 하루 30분씩 일주일에 5회 게임을 수행하도록 함으로써, 소아 ADHD를 치료하고 관리하는 디지털 치료제로서의 기능을 한다. 여기에는 환자가 환자는 태블릿 PC로 외계인을 조정하는 비디오게임을 수행하는 과정에서 특정 신경회로에 자극을 가하는 치료 알고리즘이 적용되었으며, 의학저널인 PLOS ONE에 게재된 사항에 따르면 'EndeavorRx'로 치료한 경우 뇌파 검사결과에서 주의력 기능과 관련된 뇌 활동이 증가한 것으로 나타났다. 의사의 처방이나 지시가 필요하며, EndeavourRx 처방전을 받으면 약국 파트너인 PhilRx가 활성화 코드를 보내 치료를 활성화하는 방식으로 서비스를 제공하고 있다.

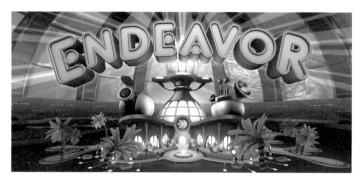

- [그림 1-6] Akili Interactive의 EndeaverRx
  ※ 출처 : Akili Interactive 홈페이지(https://www.akiliinteractive.com/)

    국내에서도 불면증 치료용 모바일 어플리케이션(Somzz)가 2023년 2월 식품의약품안전처로부터 국내 1호 디지털 치료제로서 승인받으면서 서비스를 준비 중에 있다. 그 외에도 10건 정도의 디지털 치료제가 확증형 임상시험 계획서(IND)를 제출·승인받아 임상시험이 진행 중에 있다.

〈표 1-3〉 국내 주요 디지털 치료제 진행 현황

개발기업	제품명	적용증	확증 임상시험 승인일
뉴넵스	뉴냅비전	뇌손상 환장의 시야장애	2019. 07
	비비드브레인	뇌손상 환장의 시야장애	2022. 08
라이시멘틱스	레드필숨튼	COPD, 천식, 폐암 환자 호흡재활	2021. 09
에임메드	솜즈	불면증	2021. 09 (2023. 02 허가)
웰트	필로우RX	불면증	2021. 09
	필로우RX (DCT솔루션 적용)	불면증	2022. 05
하이	엥자이렉스	범불안장애	2021. 12
이모코그	코그테라	경도인지장애	2022. 09
메디마인드	알코테라	알코올 사용 장애	2022. 10
SMD	SleepDoc	비기질성 불면 장애	2022. 10
쉐어앤서비스	이지브리드	호흡 재활	2022. 11

※ 출처 : 수면장애가 산업계에도 큰 영향...디지털 치료기기 1호 '솜즈', 불면증 치료제로 포문, 23. 03. 17, 메디게이트뉴스

국내 1호 디지털 치료제인 에임메드의 인지치료 소프트웨어(제품명 : Somzz)는 '불면증 인지행동 치료법'을 모바일 앱으로 구현한 소프트웨어 의료기기로 알려져 있다. 불면증을 지속시키거나 악화시키는 심리적, 행동적, 인지적 요인들에 대한 중재(교정)를 목표로 하는 치료를 모

바일 앱으로 제공하며, 수면 습관 교육, 실시간 피드백, 행동 중재 등을 6~9주간 수행해 수면의 효율을 높여 환자의 불면증을 개선하는 방식을 사용하고 있다. 현재 혁신기기로 임시수가를 인정받아 23년 말 서비스를 목표로 준비하고 있는 것으로 알려져 있으며, 1차 의료기관에서도 처방이 가능해질 것으로 전망하고 있다.

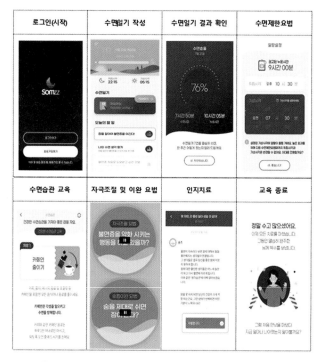

● [그림 1-7] 에임메드의 Somzz
※ 출처 : 식약처, 불면증 개선 위한 '디지털 치료기기' 국내 첫 품목허가,
　　2023. 02. 15, 식품의약품안전처 보도자료

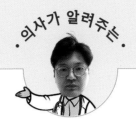

'디지털 치료제' 이야기 1

Q. 디지털 치료제는 약인가요?

디지털 치료제((DTx, Digital Therapeutics)라는 용어는 2010년에 미국의 웰닥(Welldoc)이라는 당뇨병 관리 서비스 회사가 제2형 당뇨병 관리 앱인 블루스타(Bluestar)를 출시하면서 처음 사용되었습니다. 당시 이 용어는 치료 효과를 강조하고 마케팅을 위한 명칭일 뿐이었지만, 이후 임상시험을 통해 의학적 효과를 입증하는 과정을 거치면서 디지털 치료제의 개념이 학계와 기관에서 정립되었습니다.

엄밀히 말하면 우리가 알고 있는 먹는 약은 아닙니다. 하지만 병을 치료한다는 의미로 '약'을 의미한다면, '약'이라고 이해할 수 있습니다. 하나의 질병은 여러 가지 복합적인 원인에 의해서 발행하기 때문에, 하나의 원인만 치료한다고 질병은 치료되지 않습니다. 디지털 치료제는 생활습관이나, 행동인지치료를 통해 기존의 '약'과 동일한 혹은 더 우월한 치료 효과를 나타낸다면, 치료제로서의 '약'이라는 용어로 이해할 수는 있습니다. 디지털 치료제는 역사적으로 볼 때, 3세대 약의 형태로 볼 수 있습니다. 〈표 1-4〉 참고.

하지만 식약처의 정의에 따르면, 디지털 치료제는 주로 컴퓨터 프로그램, 모바일 앱, 센서 등을 활용하여 질병을 예방하고 관리하며 치료하는 형태의 의료 기술로, 명확히 디지털 치료제는 약이 아니라, '소프트웨어 의료기기(SaMD)'로 분류되고 있습니다.

〈표 1-4〉 치료제 발전 과정

구분	산업화 이전	1세대	2세대			3세대
치료제	**전통 의약품**	**케미컬 의약품**	**바이오 의약품**			**디지털 치료제**
정의	생약, 천연물	화학 합성 반응을 통해 생산되는 저분자량의 의약품	살아있는 생명체의 유전자, 단백질, 세포를 원료로 생물 공정을 통해 생산되는 고분자량의 의약품			디지털 기술로 환자를 치료하는 의료기기 소프트웨어
			재조합 단백질 유전자 재조합 DNA로 원하는 치료용 단백질 대량생산	**단일클론 항체** 특정 질병의 항원에 대한 항체	**세포치료제** 치료용 세포를 환자에게 주입 **유전자 치료제** 비정상 유전자를 정상 유전자로 대체	

예시	버드나무 껍질, 양귀비, 강황 등	아스피린 등	인슐린, 성장호르몬 등	항암제 등	피부재생 치료제, 연골결손 치료제 등	reSET (약물중독 치료), EndeaverRx (소아ADHD 치료), Somzz (불면증 치료)

※ 출처 : 디지털 치료제의 현황 분석 및 발전 방향, 2020, 한국전자통신연구원

Q. 디지털 치료제는 앞으로 우리에게 필요한 건가요?

　스마트폰이 발달하면서, 우리 삶의 커뮤니케이션 방식이 바뀌었습니다. 의사와 환자 간의 진료하는 '소통'에도 큰 변화가 필연적이라고 할 수 있습니다. 따라서 질병을 치료하는 데 있어 '디지털 치료제'는 역시 필연적이며, 앞으로 진료에서 필수적인 역할을 할 거라 생각됩니다. 막을 수 없는 이 흐름을 현명하게 대처하기 위해서는 개발자, 의사, 환자, 정부가 모두 관심을 가지고 부정적인 면들을 최대한 줄일 수 있도록 노력해야 하겠습니다.

좋은 역할

1. 개인화된 치료 : 디지털 치료제는 개인의 건강 상태와 요구에

맞게 맞춤형 치료를 제공할 수 있습니다. 환자의 특정 상황과 증상을 고려하여 최적의 치료 계획을 제시할 수 있어 의사의 진료 효율성을 높여줍니다.

2. 자가 관리 및 모니터링 : 디지털 치료제는 환자가 자신의 건강 상태를 모니터링하고 치료 계획을 따르는 데 도움을 줄 수 있습니다. 이를 통해 의사는 환자의 상태 변화를 실시간으로 파악하고 적시에 개입할 수 있게 됩니다.

3. 편리한 접근성 : 디지털 치료제는 원격 진료 및 의료 서비스에 큰 도움을 줍니다. 지역적인 제한을 극복하고 환자들에게 의료 서비스를 더 편리하게 제공할 수 있습니다. 이는 의사와 환자 간의 소통과 접근성을 향상시키는 데 도움이 됩니다.

나쁜 역할

1. 인간적인 접촉 부족 : 디지털 치료제는 의사와의 직접적인 의사 소통과 인간적인 접촉을 일부 대체할 수 있습니다. 이로 인해 환자가 의사와의 관계를 불안하게 느낄 수 있고, 정서적인 지지가 부족해질 수 있습니다.

2. 기술적인 제한 : 디지털 치료제는 기술 의존성을 가지고 있으

며, 모든 환자가 이를 활용할 수 있는 환경과 기술적 능력을 갖추고 있지 않을 수 있습니다. 이는 디지털 치료제의 활용 범위를 제한할 수 있습니다.

3. 개인정보 보안 문제 : 디지털 치료제는 환자의 건강 정보와 개인정보를 처리하게 됩니다. 이에 따라 개인정보보호와 데이터 보안에 대한 적절한 대책이 필요합니다. 의사는 환자의 개인정보보호를 위해 안전한 시스템과 정책을 강구해야 합니다.

Q. **디지털 치료제에 대한 이해에 있어서 의사와 환자 사이에 괴리가 있을까요?**

〈표 1-5〉 공급재(의사)와 수요재(환자)입장에서 '디지털 치료제'에 대한 기대와 장단점 차이

공급재(의사) 입장		
기대	장점	단점
– 의료 기록 관리 소프트웨어를 통한 환자 모니터링 및 원격 진료 – 환자의 상태를 실시간으로 모니터링하고 개별화된 치료 계획 수립	– 개인화된 치료 옵션 제공 – 환자 모니터링 및 데이터 수집 가능 – 원격 진료와 의사와의 소통 향상 – 정확한 진단과 치료 효과 제공 – 실시간 건강 모니터링 – 효율적인 자가 관리 및 예방	– 기술적인 제한과 낮은 기술 역량을 가진 환자들의 접근성 제한 – 인간적 접촉 부족 – 개인정보 보안 문제 – 기술 의존성과 기술 발전에 대한 적응 필요

수요자(환자) 입장		
기대	장점	단점
- 건강 앱을 통한 　신체 활동 추적 및 　건강 상태 모니터링 - 편리하고 접근성이 　좋아 언제 어디서나 　사용 가능	- 편리한 접근성 및 시간 절약 - 개인 맞춤형 치료 제공 - 적시의 의료 서비스 　이용 가능 - 집에서의 치료 가능 - 개인 건강 모니터링 - 증상 파악 및 조기 예방 가능	- 인간적 접촉의 부족 - 기술 사용에 대한 제한성 - 개인정보 보안 문제 - 의사와의 직접적인 　상호작용의 부족

디지털 치료제를 바라보는 의사와 환자 사이의 견해 차이가 분명히 있습니다. 그 차이에는 다음과 같은 세부적인 차이가 존재합니다.

1. 기술에 대한 이해 차이 : 의사와 환자 간에 디지털 치료제에 대한 기술적 이해 수준에 차이가 있을 수 있습니다. 의사는 전문적인 의료 지식과 기술에 대한 이해를 가지고 있을 수 있지만, 환자는 그와 다를 수 있습니다. 이로 인해 의사와 환자 사이의 의사소통이 어려워질 수 있습니다.

2. 신뢰와 안전성 : 일부 환자들은 디지털 치료제에 대한 신뢰도를 높이고, 안전성에 대한 우려를 가질 수 있습니다. 새로운 기술이나 소프트웨어에 의한 치료 방법은 기존의 의료 방식과 비교하여 신뢰성과 효과의 검증이 필요합니다. 의사는 환자의 우려

를 이해하고 안전성에 대한 정보를 제공하여 신뢰를 형성해야 합니다.

3. 인간적인 접촉의 부재: 디지털 치료제는 환자가 스스로 사용하고 관리하는 경우가 많습니다. 이로 인해 의사와의 직접적인 접촉이 줄어들 수 있습니다. 일부 환자들은 의사와의 직접적인 상호작용과 의료진의 지원에 대한 필요성을 느낄 수 있습니다.

4. 개인정보보호 문제 : 디지털 치료제는 개인 건강 정보를 수집하고 저장할 수 있습니다. 이에 따라 의사와 환자는 개인정보보호에 대한 문제를 고려해야 합니다. 환자들은 개인정보보호 및 데이터 보안에 대한 걱정을 가질 수 있으며, 의사는 이를 고려하여 환자의 개인정보를 안전하게 관리해야 합니다.

의사와 환자 간의 디지털 치료제에 대한 괴리를 최소화하기 위해서는 의사와 환자 간의 소통을 강화하고, 디지털 치료제의 장점과 한계에 대한 상호 이해를 촉진하는 것이 중요합니다. 의사는 환자에게 디지털 치료제에 대한 충분한 정보와 지원을 제공하여 환자의 관리 및 치료에 도움을 줄 수 있다고 생각합니다.

THE DOCTOR
TOLD ME

의사가
알려주는
디지털
치료제

02

 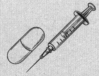

DIGITAL
THERAPEUTICS

디지털
치료제는 약인가

디지털 치료제의
종류

디지털 치료제는 치료목적에 따라 의학적 장애 및 질병의 치료, 의학적 장애 및 질병의 관리 및 예방, 복약 관리의 3가지 종류로 구분할 수 있다. 의학적 장애 및 질병 치료목적의 디지털 치료제는 인지행동치료를 디지털 방식으로 제공하는 약물중독치료용 모바일 앱, 게임을 이용한 주의력 결핍 과잉행동장애(ADHD) 디지털 치료제가 대표적이다. 현재까지 알려진 주요 치료 분야로는 주의력 결핍 및 행동장애, 뇌졸중 후유증 재활, 금연, 근골격 장애, 종양, 시력 약화, 약물중독, 불안 우울증, 수면장애, 소화 기능 장애 등이 있다. 많이 알려진 디지털 치료제로는 몰입형 가상현실, 뇌 이미징 및 로봇 공학을 결합하여 신경 재활 및 게임 훈련을 위한 플랫폼을 구축하는 스위스의 MINDMAZE 가 개발한 MindMotion GO가 있다. MindMotion GO에서 사용할 수 있는 대화형 게임은 신경 치료 분야의 신경과학자에 의해 개발되었으며, 신체 부위를 훈련하는 데 사용할 수 있는 다양한 치료 활동을 제공하고 있다.

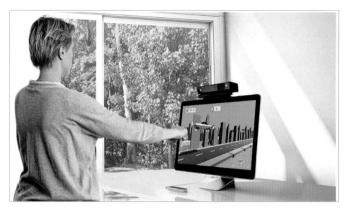

● [그림 2-1] 신경 재활 운동 및 기능 훈련 디지털 치료제 MindMotion GO
※ 출처 : MINDMAZE 홈페이지(mindmaze.com)

　　의학적 장애 및 질병의 관리 및 예방 목적을 가지는 디지털 치료제
는 인슐린 치료와 함께 관리가 필수인 당뇨 관리를 위한 소프트웨어
및 모바일 기기 기반 디지털 치료가 대표적 사례이며, 현재까지 알려
진 주요 치료 분야로는 퇴행성신경장애, 만성 통증, 당뇨, 편두통 등이
있다. 이 분야에서 주목받은 디지털 치료제로는 AppliedVR가 만성 통
증 관리를 위해 개발하여 FDA로부터 승인을 받은 VR 기반 처방 디지
털 치료제 RelieVRx가 있다. RelieVRx는 하드웨어 플랫폼에 사전 로
드된 소프트웨어 콘텐츠가 있는 처방용 의료 장치다. RelieVRx는 실
감형 가상현실 시스템으로 생물심리사회적 통증 교육, 횡격막 호흡 훈
련, 마음 챙김(mindfulness) 운동, 이완 반응 운동 및 실행 기능 게임을 통
합하여 VR 콘텐츠를 제공하고 있다.

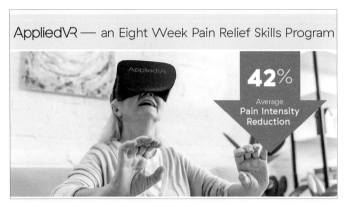

● [그림 2-2] 만성 통증 관리 디지털 치료제 RelieVRx
※ 출처 : AppliedVR 홈페이지(appliedvr.io)

복약 관리 목적을 가지는 디지털 치료제는 천식 환자를 위한 센서 부착 천식 흡입제 등 장기적인 약품 복약을 관리하는 제품이 개발되고 있다. 이와 관련된 디지털 치료제로는 Feel Therapeutics의 Precision Digital Drug plus가 대표적이다. 다양한 생리학적 신호를 모니터링하여 정신건강과 관련된 객관적인 데이터를 측정하고, 복용하는 약품에 대한 치료 효과 및 부작용을 검토하여 약품에 대한 순응도를 향상시키는 목적으로 출시된 디지털 치료제이다.

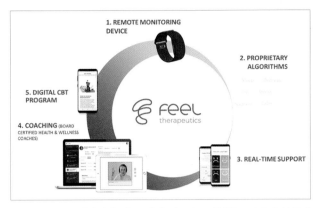

● [그림 2-3] 정신건강 약품 관리 기능을 포함하는 디지털 치료제
Precision Digital Drug plus
※ 출처 : Feel Therapeutics 홈페이지(feeltherapeutics.com)

현재까지 모든 종류의 디지털 치료제가 의사의 처방이 필요한 것은
아니며 디지털 치료제의 위험도와 관리 필요성 등에 따라 처방 필요
여부를 결정하고 있다.

〈표 2-1〉 디지털 치료제 처방 필요 여부

구분	효능, 안전성	위험도	처방
의학적 장애 · 질병의 치료	• 임상시험에 기반을 둔 치료 효과	• 중등도 또는 고도 위험	• 의사 처방 필요
의학적 장애 · 질병의 관리 및 예방	• 질병의 예방 및 진행 속도를 늦추는 효과	• 경도 또는 중등도 위험	• 의사 처방 필요 혹은 불필요
복약 관리	• 병용 치료의 효과 증진	• 중등도 또는 고도 위험	• 의사 처방 필요 혹은 불필요

※ 출처 : 디지털 치료제의 현황 분석 및 발전 방향, 2020, 한국전자통신연구원

이러한 의사의 처방 필요 여부에 따라서 디지털 치료제는 처방 디지털 치료제(Prescription Digital Therapeutics), 비처방 디지털 치료제(Non-Prescription Digital Therapeutics)로 구분할 수 있다. 미국에서는 처방 디지털 치료제는 FDA 승인 또는 혁신 지정이 필요하며, 비처방 디지털 치료제는 FDA 집행 재량 범위에 포함하고 있다.

〈표 2-2〉 처방 및 비처방 디지털 치료제

구분	내용	제품 예시
처방 디지털 치료제 (Prescription Digital Therapeutics)	FDA 승인 또는 FDA 혁신 지정	• Pear Therapeutics reSET®(약물 남용), reSET-O®(아편 중독) 및 Somryst®(만성 불면증) • Nightware Apple Kit®(외상 후 스트레스장애) • Palo Alto Health Sciences Freespira®(공황 발작 및 외상후 스트레스장애) • AppliedVR SootheVR®(통증) • Northshore Therapeutics NSD-SSD(정신분열증) • Headspace Health(정신건강) • Woebot Health WB001(정신건강)
비처방 디지털 치료제 (Non-Prescription Digital Therapeutics)	FDA 집행 재량	• Big Health Sleepio (수면) and Daylight (불안) • Silvercloud's Digital Mental Health Platform (정신건강) • Pacifica / Sanvello (스트레스, 불안, 우울) • Youper (정신건강)

※ 출처 : 디지털 치료제의 특허법적 보호 현황과 과제, 2022, 한국지식재산연구원

국내에서는 명확한 가이드 라인은 없으나 약사법 규정을 준용하여 질병 관리와 예방을 목적으로 하는 디지털 치료제는 대부분 의사 처방이 필요 없는 일반 의약품에 준하여 취급될 수 있다. 이로 인해 현재 국내에서 개발 중인 디지털 치료기기들도 의학적 질병, 장애치료보다는 관리 및 예방에 초점을 맞춰 개발 및 상용화를 추진할 것으로 예상되고 있다.

디지털 치료제와
전자약

기존에 우리가 알고 있던 의약품은 전통 의약품, 케미컬 의약품, 바이오 의약품을 포함하는 치료목적의 물질을 의미하며, 최근에는 의약 분야에서도 디지털 치료제가 차세대 치료제로 주목받고 있다. 디지털 치료제는 법제상 의약품이 아닌 의료기기로 분류되지만, 기존 치료제의 한계를 극복한 새로운 치료제 중 하나로서 디지털 치료제가 신약개발 패러다임을 바꿀 3세대 치료제로서 관심을 끌기 시작했다.

디지털 치료제가 주목받는 이유로는 약으로서의 형태가 없고, 인체에 물리적으로 작용하지 않기 때문에, 기존 의약품 대비 독성이나 부작용 우려가 거의 없다는 점이다. 특히 뇌 신경계 질환의 경우, 기존의 의약품은 혈액 내 물질 다수가 뇌로 이동하는 것을 차단하는 액뇌장벽(Blood–Brain Barrier, BBB)에 의해 뇌에 전달되지 않으나, 디지털 치료제로 환자는 소프트웨어를 처방받고 이를 이용하는 과정에서 신경과 뇌가 자연스럽게 자극되고 직접적으로 반응한다는 점에서 큰 의미를 가지고 연구되고 있다. 또한 기존의 의약품은 신약개발에 10~15년 정도의 기간과 2~3조 원 규모의 자본 투자가 필요하나, 디지털 치료제는 약 3~5년의 기간에 100~300억 원가량의 비용으로 개발할 수 있어 경제성이 높다고 평가받고 있기도 하다.

디지털 치료제와 함께 전자약이 차세대 치료제로 주목받고 있는데, 전자약은 전기자극을 통해 신경 신호를 조절하여 질병을 진단하거나 치료하는 약물 대체기술 또는 보완기술로 정의될 수 있다. 따라서 디지털 치료제는 소프트웨어 의료기기인 반면 전자약은 하드웨어 의료기기라는 점에서 이 둘은 서로 다른 제품군이라고 구분할 수 있다.

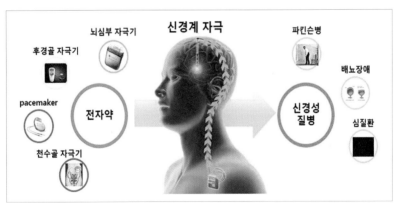

● [그림 2-4] 전자약 프로세스
※ 출처 : 전자약 피드백을 위한 이식형 촉각 센서 소재 개발, 2018, 과학기술정보통신부

디지털 치료제와 기존 의약품 및 전자약은 제품 분류, 전달 형태, 활용 기술 등에서 차이점이 존재한다. 제품 분류에 있어서 케미컬 의약품 및 바이오 의약품으로 분류되는 기존 의약품과 달리 전자약은 하드웨어 의료기기, 디지털 치료제는 소프트웨어 의료기기에 해당한다. 또한 전달 형태에 있어서도 기존 의약품은 경구투여, 경피투여, 주사형, 폐흡입형, 점막투여형 등의 방식으로 전달되며, 전자약은 전기신호로 디지털 치료제는 소프트웨어를 통한 행동 유도의 형태로 전달된다는 점에서 차이가 있다.

디지털 치료제의
적용 분야

디지털 치료제는 크게 치료, 관리, 예방으로 적용 분야를 구분할 수 있으며, 치료 분야는 인지행동치료, 중추신경계치료, 신경근계치료 등이 주를 이루고 있다. 관리 분야는 중증질환자의 예후 관리나 만성 질환 관리가 주를 이루고 예방 분야에서는 심부전 재발 예방, 당뇨 예방 등이 있다.

치료 분야에서 디지털 치료제를 활용한 치료법 중 인지행동치료(CBT, Cognitive behavioral therapy)는 전문적인 심리치료(psychotherapy) 방법을 말하는데, 우울증을 치료하기 위해 고안되었으며 지금은 광범위한 정신건강을 위해 적용되는 치료법이다. 중추신경계 치료는 청각 및 시각 자극 등을 사용해 신경 활동을 자극하여 신경계 손상을 회복시키기 위한 VR, 게임 기반 재활 치료법이다.

구분	내용
치료 분야	일반적으로 독립형(단일 요법) 중재인 이러한 디지털 치료는 독립적으로 작동하며 약리학적 치료를 대체
관리 분야	현재 시장에 나와 있는 대부분의 응용 프로그램은 환자 집단이 질병을 효과적으로 관리하고 증상을 포착하며 치료 순응도를 높이는 것을 목표로 함 이러한 유형의 디지털 치료제는 일반적으로 다른 약리학적개입(예: 혈당 측정기에 연결된 웹 포털, 당뇨병 환자의 앱 및 천식 및 COPD 환자에서 처방된 흡입 약물을 기록하고 모니터링하는 센서)을 포함
예방 분야	예방 치료 영역에서 이러한 디지털 치료 응용 프로그램에는 생활 습관 관리 및 영양(예: 비만, 신 건강)은 물론 만성 질환(예: 당뇨병 전증)의 발병을 지연시키기 위한 중재가 포함

질환별로 개발되고 있는 디지털 치료제를 살펴보면 제2형 당뇨병, 우울증, 불면증, 주의력 결핍 과잉행동장애(ADHD), 외상 후 스트레스장애(PTSD), 공황장애, 약물중독, 금연, 조현병, 자폐증, 암, 심뇌혈관 질환, 만성 폐쇄성 폐질환(COPD, Chronic obstructive pulmonary disease), 천식, 알츠하이머, 치매, 다발성 경화증, 통증 등 다양한 질환들이 있다.

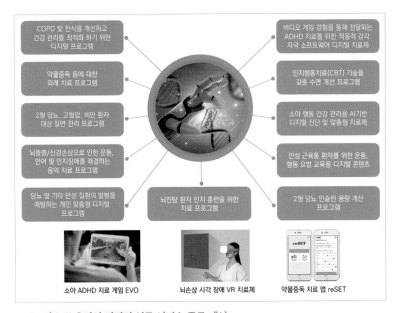

● [그림 2-5] 온라인 디지털 치료 서비스 종류 예시
※ 출처 : 디지털 헬스케어 보안모델 (PART II 서비스 유형별), 2021, 과학기술정보통신부

이 중에서 제2형 당뇨병은 신체가 인슐린을 생성하거나 효과적으로 사용하는 능력이 떨어질 때 발생하는 만성 질환으로 지속적인 모니터링과 관리가 중요한 질환이다. 따라서 디지털 치료제가 큰 효과를 발휘할 수 있는 특징을 가지고 있으며, 시장규모도 크기 때문에 WellDoc의 BlueStar, Voluntis의 Insulia, Omada Health의 Omada, Huray Positive의 My Health Note, Blue Mesa Health의 Transform, Canary Health의 Better Choice, Better Health, Virta Health의 Virta, Roche Diabetes Care의 MySugar 등 다양한 기업들에서 제품을 개발 · 출시하고 있다.

〈표 2-4〉 당뇨 관련 디지털 치료제

기업	제품		특징
WellDoc	BlueStar		당뇨 자가관리 앱 FDA 승인(2010. 8)
Voluntis	Insulia		인슐린 투여량 계산 복약관리용 앱 FDA 승인(2017. 11)
Omada Health	Omada		당뇨 예방 온라인 프로그램
휴레이포지티브	My Health Note		당뇨 자가관리 앱 국내 디지털 헬스케어 스타트업
Blue Mesa Health	Transform		원격 당뇨 예방 프로그램
Canary Health	Better Choice, Better Health		자가관리 기반 만성 질환 관리 프로그램
Virta Health	Virta		저탄수화물 고지방 식이조절 당뇨치료 프로그램
Roche Diabetes Care	MySugar		당 수치 모니터링 당뇨 관리 앱

※ 출처 : 디지털치료제 기술동향과 산업전망, 2020, 한국산업기술평가관리원 자료 재구성

또 다른 디지털 치료제 개발이 활성화된 질환군으로 우울증과 불면증이 있다. 우울증과 불면증은 치료과정에서 증상의 감별진단을 통해

질환의 강도 및 빈도를 파악해야 하며, 동반되는 신경정신과 증상이나 패턴에 따라 맞춤치료가 필요하기 때문이다. 대표적인 몇 가지를 살펴보자면 먼저 Pear Thearapeutics의 Somryst가 있다. 이는 스마트폰 앱 기반의 9주짜리 프로그램으로, 불면증 인지행동요법의 수면 통합과 제한, 인지 재구성 및 자극 통제라는 3가지 기전으로 작동하는 디지털 치료제이다. 소프트웨어는 불면증 인지행동요법의 핵심 요소인 불면증의 개요, 수면 제한, 자극 조절, 인지 재구성, 수면 위성과 재발 방지 등을 기반으로 한 6개의 순차적 모듈로 구성되어 있다는 특징을 가지고 있다. NightWare의 NightWare는 스마트 워치의 심박수 센서와 가속도 센서 등을 통해 신체 움직임과 심박수를 모니터링하여 수면 프로필을 생성하고, 이를 분석하여 환자가 악몽을 겪고 있음을 감지하면 스마트 워치에 진동을 명령하고 이 진동으로 환자를 진정하는 방식의 수면장애 처방 디지털 치료제이다.

〈표 2-5〉 우울증 및 불면증 관련 디지털 치료제

기업	제품		특징
Pear Thearapeutics	Somryst		성인 만성 불면증 치료 프로그램 FDA 승인(2020. 03)
NightWare	NightWare		수면장애 완화 FDA 승인(2020. 11)
Click Therapeutics	Clickadian		불면증 치료 프로그램

기업	제품		특징
Big Health	Sleepio		불면증 환자를 위한 시각적 훈련 프로그램 NICE 인증
Happify health	Happify health		우울 증상 치료 어플
에임메드	Somzz		불면증 인지행동 치료 식약처 허가(2023. 2)

※ 출처 : 디지털치료제 기술동향과 산업전망, 2020, 한국산업기술평가관리원 자료 재구성

　　주의력 결핍 과잉행동장애(ADHD), 외상 후 스트레스장애(PTSD) 및 공황장애는 약물치료와 함께 자기조절 능력을 향상시키는 인지행동치료, 사회성그룹치료 등 다양한 치료가 병행되어야 하는 질환으로 이를 위한 디지털 치료제가 개발 및 시판되고 있다. EndeaverRx는 주의력이 산만하거나 ADHD 증상이 있는 8~12세 아동을 대상으로 하는 집중력 향상 훈련 게임 콘텐츠를 제공하며, 비디오게임을 수행하는 과정에서 특정 신경회로에 자극을 가하는 치료 알고리즘이 작동하는 방식을 적용된 제품이다. ATENTIV사의 Skylar's Run은 헤드셋으로 측정되는 아이의 즉각적인 '주의 상태'에 따라 게임의 진행 속도를 조절함으로써, 게임 참여 과정에서 주의력을 향상시키는 효과를 가져오는 방식을 이용하고 있다.

<표 2-6> ADHD, PTSD 및 공황장애 관련 디지털 치료제

기업	제품		특징
Akili Interactive	EndeaverRx		아동 ADHD 치료용 비디오게임 FDA 승인(2020. 06. 15.)
ATENTIV	Skylar's Run		ADHD 주의력 개선 게임
Palo Alto Health Sciences	Freespira		PTSD/공황장애 환자 스트레스 이완 바이오 피드백 기기 FDA 승인(2018. 08. 23)

※ 출처 : 디지털치료제 기술동향과 산업전망, 2020, 한국산업기술평가관리원 자료 재구성

약물중독과 금연치료 분야도 디지털 치료제가 효과적으로 작용하는 질환이라 할 수 있다. 약물 남용에 대한 포괄적인 치료 방법은 동기 부여, 대응기술의 교육, 대안 제시, 약물 중단에서 발생하는 부정적인 감정의 해소 등이 포함된다. 하지만 사람마다 중독물질에 빠지는 원인이 다르므로, 원인에 따른 적절한 치료가 중요하다고 할 수 있다. Pear Thearapeutics의 reSET과 reSET-O는 환자가 스스로 약물사용 갈망(craving), 유발인자(trigger) 등의 데이터를 실시간으로 입력하고, 인지행동치료(cognitive behavior therapy)에 기반한 온라인 상담 서비스를 제공하고 있다. 또한 Click Therapeutics의 Clickotine은 금연을 준비하고 금연을 유지하는 데 도움이 되는 맞춤형 커리큘럼을 제공하고, 시간 경과에 따른 개선을 모니터링하면서 맞춤형 금연 계획을 수립하고 유지하도록

다양한 기능을 제공하고 있다. Clickotine은 8주 동안 사용한 참가자의 35%가 30일 이상 금연에 성공하는 결과를 낸 것으로 알려져 있다.

〈표 2-7〉 약물중독 및 금연치료 관련 디지털 치료제

기업	제품		특징
Pear Thearapeutics	reSET		약물중독 온라인 상담 프로그램 FDA 승인(2017. 09. 14)
Pear Thearapeutics	reSET-O		아편 중독 온라인 상담 프로그램 FDA 승인(2018. 12. 10)
Click Therapeutics	Clickotine		개인 맞춤형 금연 치료 앱

※ 출처 : 디지털치료제 기술동향과 산업전망, 2020, 한국산업기술평가관리원 자료 재구성

그 외 다양한 질환에 적용하기 위한 디지털 치료제들이 개발되고 있는데 대략적으로 살펴보자면 다음과 같다. 암 환자를 위한 디지털 치료제인 Voluntis의 Oleena는 의사의 처방전이 필요한 처방 디지털 치료제로서, 환자가 자신의 증상을 관리할 수 있도록 실시간으로 개인화된 통찰력과 실행 가능한 권장 사항을 제공하는 임상 알고리즘을 제공한다. 조현병 디지털 치료제인 Pear Thearapeutics의 Pear-004는 조현병 환자의 핵심 증상과 우울증을 개선하기 위해 표준치료 항정신병 약물과 함께 복합 신경 행동 중재를 제공한다.

〈표 2-8〉 주요 질환 관련 디지털 치료제

질환	기업	제품	특징
암	Voluntis	Oleena	암 환자 자가관리 및 원격모니터링 플랫폼 FDA 승인(2019. 07)
심뇌혈관	Suggestic	Precision Eating	심혈관질환자 개인 맞춤형 식이조절 프로그램
조현병	Pear Thearapeutics	Pear-004	조현병 온라인 상담 프로그램
만성 폐쇄성 폐질환 (COPD), 천식	Kaia Health	Kaia COPD	COPD 질환 통증 감소 어플
	My mhealth	MyCOPD	COPD 악화 감소 및 천식 증상 개선 어플
자폐증	Akili Interactive	AKL-T02	자폐증 치료용 비디오 게임
	Cognoa	Autism Diagnostic	AI 기반 발달장애 아동 조기진단 프로그램
	Cognoa	Autism Therapeuctic	AI 기반 발달장애 아동 맞춤 행동치료 프로그램
알츠 하이머, 치매	Dthera Science	DTHR-ALZ	화상치료 기반 알츠하이머 치료 프로그램
	Neurophet	tES LAB	치매 환자 뇌자극효과 시뮬레이션 프로그램
통증	Kaia Health	Motion coach	운동패턴 기반 요통재활 모바일 앱
	Kiio and Quartz Health Solutions	Kiio	온라인 기반 맞춤형 요통 치료 프로그램
	AppliedVR	EaseVRx	만성 요통 치료를 위한 가상현실 소프트웨어 FDA 승인 (2021. 11)
다발성 경화증	Pear Thearapeutics	Pear-006	다발성경화증 환자의 우울증상 완화 프로그램
시야장애	Nunaps	Nunap Vision	VR기반 뇌손상 시야장애치료 프로그램

※ 출처 : 디지털치료제 기술동향과 산업전망, 2020, 한국산업기술평가관리원 자료 재구성

디지털 치료제가
주목받는 이유

　　의학적 관점에서 디지털 치료제는 환자 맞춤치료 및 건강관리가 가능하며, 인공지능과 빅데이터를 활용한 정밀의료의 구현과 향후 기술 융복합을 통한 발전 가능성이 크다고 할 수 있다.

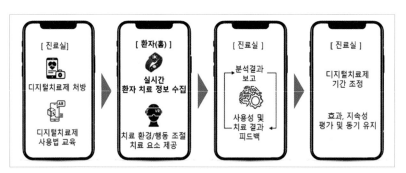

● [그림 2-6] 온라인 디지털 치료제 맞춤치료 서비스
　※ 출처 : 디지털 헬스케어 보안모델 (PART II 서비스 유형별), 2021, 과학기술정보통신부

사회적 관점에서 디지털 치료제는 의료 약자들의 의료 접근성을 크게 향상시켜 줄 수 있어 의료복지를 증진 시킬 수 있을 것으로 기대받고 있다. 디지털 기술의 접목을 통해 공간과 시간적 제약을 완화시켜 줄 수 있으며, 적은 비용으로도 지속적 관리까지 받을 수 있게 된다.

산업적으로는 큰 성장이 전망되고 있는 미래유망 산업에 해당된다. 글로벌 디지털 치료제 시장은 연평균 20.5% 성장하여 2025년 89억 달러의 규모를 이룰 것으로 전망되고 있으며, 국내 디지털 치료제 시장도 연평균 27.2% 성장하여 2025년 5,288억 원 규모를 보일 것으로 예측되고 있다.

〈표 2-9〉 디지털 치료제 시장규모

연도	국내 디지털 치료제 시장 규모 (십억 원)	글로벌 디지털 치료제 시장 규모 (십억 달러)
2019	124.7	8.9
2022	256.6	5.0
2025	528.8	2.9
연평균 성장률	27.2%	20.5%

※ 출처 : 3세대 신약 디지털 치료제의 투자동향과 미래 전략, 2023, 삼정KPMG 자료 재구성

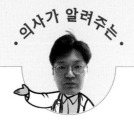

'디지털 치료제' 이야기 2

Q. 디지털 치료제는 전자약,
디지털 헬스케어와 다른가요?

〈표 2-10〉 디지털 치료제 vs 디지털 헬스케어 vs 전자약의 차이

개념	설명
디지털 치료제	컴퓨터 프로그램, 모바일 앱, 센서 등을 활용하여 질병 예방, 관리 및 치료에 활용되는 새로운 형태의 의료 기술. 주로 심리적 치료에 중점을 두며, 인지행동 치료에 기반을 둔 치료 방법. 전통적인 약물치료 방법과 차이가 있으며, 소프트웨어 의료기기(SaMD)로 분류됨.
전자약	전자 기기를 사용하여 약물을 전달하는 기술. 주로 약물 흡입이나 투여를 자동화하여 약물의 효과와 흡수를 개선함. 전자 기기와 약물의 조합으로 의료 치료 효과를 증진시키는 방식.
디지털 헬스케어	디지털 기술을 활용하여 언제 어디서나 개인의 건강 상태를 관리하는 시스템. 스마트폰, 웨어러블 디바이스 등을 통해 건강 관련 데이터를 수집하고 분석하여 개인화된 건강 관리 및 의료 서비스를 제공함. 주로 건강 모니터링, 건강 정보 제공, 건강 상담 등을 포함함.

디지털 헬스케어는 의약적인 근거가 부족한 영양제라고 하면, 디지털 치료제는 의약적인 근거가 충분하여 영양제 중에 약으로 승인받은 것을 뜻하며, 전자약은 역시 의학적인 근거가 충분하지만, 먹는 약과는 달리 전기를 사용하여 하드웨어를 통해 몸으로 전달되는 다른 형태의 약을 의미합니다.

　　이 3가지를 예를 들어 설명하면, 디지털 헬스케어로는 건강 모니터링 앱이 있습니다. 이 앱은 스마트폰을 통해 사용자의 심박수, 수면 패턴, 활동량 등 건강 관련 데이터를 수집합니다. 이 데이터는 앱 내에서 분석되어 사용자에게 건강 상태 정보와 조언을 제공합니다. 또한, 필요한 경우 의료 전문가와 연결하여 건강 관리에 도움을 받을 수 있습니다. 디지털 치료제로는 우울증 환자를 위한 모바일 앱이 있습니다. 이 앱은 심리적인 치료 방법을 제공하여 사용자의 심리적 상태를 관리하고 개선하는 데 도움을 줍니다. 사용자는 앱을 통해 심리 상태를 모니터링하고, 맞춤형 인지행동 치료를 받을 수 있습니다. 전자약은 천식 환자를 대상으로 한 흡입기 장치입니다. 이 장치는 디지털 기술을 사용하여 정확한 약물 투여를 도와줍니다. 환자는 흡입기를 사용하여 정해진 시간에 약물을 흡입하며, 전자 기기는 약물의 적절한 투여량과 타이밍을 제어합니다. 이를 통해 약물의 효과와 흡수를 개선하여 치료 효과를 높입니다.

　　하지만 이 3가지는 다음과 같은 면에서 공통점을 가지므로, 서로 같은 시대 흐름에 맞춘 새로운 형태의 의료 형태입니다.

1. 디지털 기술 활용 : 디지털 치료제, 전자약, 디지털 헬스케어는 모두 디지털 기술을 사용하여 의료 서비스를 개선하고 환자 치료에 도움을 주는 데 활용됩니다. 이들은 모바일 앱, 센서, 기기 등을 사용하여 데이터 수집, 분석, 통신을 수행합니다.

2. 개인화된 접근 : 이들은 개인화된 접근 방식을 채택하여 개개인의 상황과 요구에 맞는 의료 서비스를 제공합니다. 환자의 데이터를 수집하고 분석하여 맞춤형 치료 및 건강 관리를 제공함으로써 개인의 필요에 맞는 접근을 지원합니다.

3. 실시간 모니터링 및 관리 : 디지털 치료제, 전자약, 디지털 헬스케어는 실시간으로 환자의 상태를 모니터링하고 데이터를 수집합니다. 이를 통해 환자의 건강 상태를 실시간으로 파악하고 필요한 조치를 취할 수 있습니다. 또한, 의료 전문가와의 원활한 커뮤니케이션을 통해 환자의 상태를 관리하고 지원합니다.

4. 의료 서비스의 효율성 향상 : 이들은 기존의 의료 서비스에 비해 효율성을 향상시킵니다. 데이터의 자동 수집과 분석, 실시간 모니터링 등을 통해 의사와 환자 모두에게 시간과 비용을 절감시켜주며, 더 나은 결과를 이끌어 냅니다.

Q. 디지털 치료제는 전통적인 약은 상호배타적인 경쟁적인 관계인가요?

전통적인 약물은 화학적인 성분을 포함하며, 몸에 직접적인 생리학적 반응을 일으켜 질병을 치료하거나 증상을 완화하는 데 사용됩니다. 이와는 달리, 디지털 치료제는 소프트웨어 기반의 기술을 활용하여 환자의 건강 상태를 모니터링하고, 치료 방법을 제공하거나 심리적인 지원을 제공하여 치료 효과를 증진시킵니다. 디지털 치료제는 주로 소프트웨어 기반의 의료기기나 애플리케이션으로 구성되며, 데이터 분석, 심리적 치료, 행동 변화 등을 통해 환자의 건강을 관리하고 개선하는 데 초점을 둡니다.

디지털 치료제는 전통적인 약물과는 차이가 있기 때문에, 어느 정도 경쟁적인 관계가 있을 수 있습니다. 디지털 치료제가 기존의 약물과 동등성을 가지고 있어, 기존의 약물을 대체하는 쪽으로 개발이 이루어질 때도 있습니다. 하지만 디지털 치료제와 전통적인 약물이 상호 보완적인 역할을 할 수도 있습니다. 예를 들어 전통적인 약물을 잘 복용하는지 맞춤형 치료를 디지털 치료제가 같이 도와줄 수 있고, 실시간 모니터링을 통하여, 약물 부작용을 줄여, 전통적인 약물의 효능을 높이고 부작용을 줄여 약물을 복용하는 순응도를 높일 수도 있습니다. 또한 환자에게 복용하는 약물에 대한 정보와 교육을 효율적으로 제공하고, 자가 관리 능력을 향상시키는 데 도움을 줄 수 있습니다.

그렇기 때문에 디지털 치료제는 전통적인 약물의 경쟁자가 될 수도, 상호 보완적인 도우미가 될 수도 있지만, 이 두 개발 방향은 분명 환자에게는 더 좋은 치료를 받을 수 있는 미래의료임은 분명합니다.

THE DOCTOR
TOLD ME

의사가
알려주는
디지털
치료제

03

 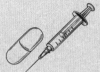

DIGITAL THERAPEUTICS

디지털 치료제와
맞춤형 정밀의료

맞춤의료와
정밀의료

　전통적인 의학 접근법은 동일한 진단을 받은 모든 환자에게 동일한 치료법을 제공하는 것으로 일반적으로 'One-size-fits all'이라고 한다. 반면에 맞춤의료(Personalized Medicine)는 전통적인 의학 접근법과는 달리 개개인의 독특한 유전적 특성에 기초한 치료법을 기반으로 하여 개인 특성에 맞춘 의료행위[4]를 의미한다. 또한 맞춤의료는 유전적 특징을 이용하여 건강 상태를 진단하거나 잠재적인 질환을 조기에 발견하여 효과적으로 치료하는 예방치료를 뜻하는 단어로도 사용된다. 2013년 할리우드 스타 안젤리나 졸리가 유방암에 걸릴 유전학적 확률이 87%에 달한다는 진단을 받고 아직 암이 발병하지 않은 유방의 절제 수술을 받은 것이 유전자 분석 기반의 맞춤의료의 대표적인 예로써 사용되기도 한다. 실제 2017년도 미국 FDA(식품의약국)가 승인한 치료법의 20% 정도는 특정 건강 상태를 검사하기 위한 분자 치료법, 유전

---

4)　　Gen Re.(2018), "New Trends in Personalized Medicine and Insurance Implications"

자 치료법 및 유전자 검사를 포함하는 것이었다.

그러나 맞춤의료란 용어가 개별적인 치료제나 기구 등으로 인식되는 것을 우려하여 미국 국립연구위원회에서 정밀의료란 용어의 사용을 권장하였으며, 현재는 미국뿐 아니라 전 세계적으로 정밀의료라는 말을 사용하고 있다. 정밀의료의 정의에 대해서는 세계 각국의 주요 기관별로 상이하나, 유전·환경·생활방식, 영양 상태, 임상 등 다양한 정보에 근거하여 보다 정확한 질병 진단, 치료와 예방을 가능하게 하는 헬스케어 서비스라는 공통 의견을 가지고 있다.[5]

〈표 3-1〉 정밀의료의 개념

구분	개념 정의
식품의약품안전평가원	• 개인의 유전형을 고려해 약물 혹은 약물 용법을 선택하는 것
미국 대통령 기술자문위원회	• 특정 질병에 대한 민감성 또는 특정 치료에 대한 반응에서 차이를 보이는 개인을 소집단으로 분류 집단에 속하는 환자의 개인별 특성을 고려한 의료

※ 출처 : 미래의료 단골소재 '정밀의료'와 '맞춤의료', 차이는?, 청년의사, 2016. 09. 08.

정밀의료는 개인의 유전정보, 질병정보, 생활정보 등을 토대로 보다 정밀하게 개인을 분류하고(stratify), 이를 활용하여 효과적인 치료방

---

5)   생명공학정책연구센터(2018. 11. 1),「글로벌 정밀의료 시장 현황 및 전망」

법(표적항암제 등)을 선택한다는 점에서 맞춤의료의 개념을 구체화했다고 볼 수 있다. 이러한 정밀의료는 다양한 요인과 질병의 생물학적 근거를 파악하여 질병과 예후를 통합함으로써 환자에게 가장 적합한 헬스케어 서비스를 제공하는 새로운 개념으로 발전하고 있는 중이다.

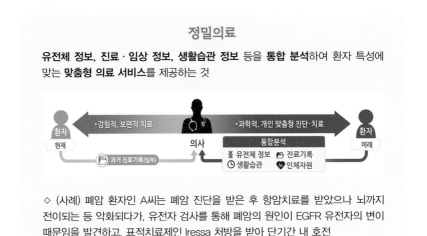

정밀의료

유전체 정보, 진료·임상 정보, 생활습관 정보 등을 **통합 분석**하여 환자 특성에 맞는 **맞춤형 의료 서비스**를 제공하는 것

◇ (사례) 폐암 환자인 A씨는 폐암 진단을 받은 후 항암치료를 받았으나 뇌까지 전이되는 등 악화되다가, 유전자 검사를 통해 폐암의 원인이 EGFR 유전자의 변이 때문임을 발견하고, 표적치료제인 Iressa 처방을 받아 단기간 내 호전

● [그림3-1] 정밀의료 개념 및 사례
※ 출처 : 복지부, 정밀의료를 통해 '개인 맞춤의료 실현' 및
'미래 신성장 동력 확보' 추진, 보건복지부 보도자료, 2016. 08. 09

정밀의료의 구현을 위해서는 유전체 정보 외에도 다양한 오믹스/진단정보, 임상 정보, 모바일 건강 및 케어 정보, 외부 환경 정보 등 다양한 빅데이터가 활용되며, 기술적으로는 인공지능/빅데이터, 모바일 헬스케어 기술 등이 통합적으로 활용된다.

데이터 소스	예시
유전정보	• 전장 유전체(Whole Genome), 전사체(Transcriptome), 단백체(Proteome), 후성유전체(Epigenome), 마이크로바이옴(Microbiome)과 같은 오믹스(Omics) 데이터 등
임상정보	• 영상 데이터(MRI, CT, 분자영상, 병리검사영상 등), 전자의료기록(EMR, EHR), 환자 건강기록, 약물순응여부 등
생활습관 정보	• 활동량 정보, 영양 데이터, 자가 측정 임상 데이터, 커뮤니케이션 데이터 등
기타	• 인체유래물(바이오뱅크), 외부 환경 정보 등

※ 출처 : 정밀의료 기술의 미래, 2020, 한국과학기술기획평가원,과학기술정보통신부

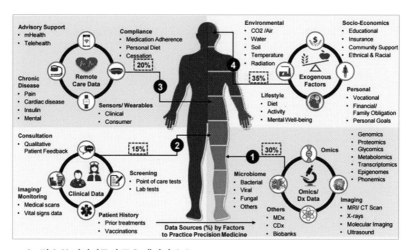

● [그림 3-2] 정밀의료의 주요 데이터 소스
  ※ 출처 : Global Precision Medicine Industry Outlook(Frost & Sullivan 분석),
    2018. 10, 생명공학정책연구센터

정밀의료의
기대효과

정밀의료가 발전하게 되면 약물로 인해 발생하는 부작용을 최소화하고 치료 효과를 개선할 수 있도록 환자별로 최적화된 처방을 제공할 수 있을 것으로 기대하고 있다. 약물의 효력은 환자 개개인별로 다르게 나타날 수 있으나, 기존 의료 현장에서는 개인별 특성이 거의 고려되지 못하고 있다. 이로 인해 증상과 질환에 따라 치료가 이루어지고 부작용이 발생하거나 치료 효과가 나타나지 않을 경우 치료제를 바꾸는 방식으로 적절한 치료법을 찾는 형태로 의료행위가 이루어진다. 특히 화학 항암제, 면역세포 항암제, 대사질환 치료제와 같이 환자 건강에 중요한 영향을 미치는 영역에서도 개인별 특성이 정확하게 반영되지 못하기 때문에 암의 경우에는 25%, 알츠하이머는 30% 정도의 환자에게서 처음 처방된 치료제가 효과를 나타내는 것으로 보고[6]되기도 했다. 그러나 정밀의료에서는 민족적·인종적 특성을 포함한 개인

---

6)   보건복지부, '정밀의료 기반 암 진단·치료법 개발 사업단 공모안내서', 2017. 03. 17

의 유전 특징을 반영해 치료제 효과, 부작용 등에 따른 개인별 분류 후 유의미한 효과가 예상되는 환자들에게만 선별적으로 적용하는 방식을 적용할 수 있게 된다. 이는 기존 방식보다 효과적이며 부작용 등의 위험을 감소시키고 치료과정에서의 시행착오를 현저히 줄일 수 있을 것으로 기대되고 있다.

또한 개인이 특정 질병에 걸릴 확률을 예측하고 각 개인을 질병 민감도에 따라 세부 그룹으로 분류해 질병 예방, 조기 진단, 치료를 위한 최적 방법을 수립하는 게 가능하게 될 것이다. 발병 확률이 높은 질병을 조기에 파악하여 다양한 예방 활동도 가능해질 것이며, 암과 같은 치명적인 질병에 대한 진단정확도를 높일 것으로 기대된다.

정밀의료는 환자 개개인의 특성을 다각적으로 고려한 치료법을 적용할 수 있게 만들기 때문에 불필요한 의료행위를 줄일 수 있다. 이는 치료과정에서 환자가 느끼는 고통을 줄여주고 의료비 부담도 완화시켜 줄 수 있을 것이다. 실제 2019년 스위스 베른대와 제네바대 연구팀은 정밀의료 관련 논문 83개를 분석하여 정밀의료는 69%의 비용효과성을 보일 수 있다[7]는 것을 밝혀냈다.

---

7)   Miriam Kasztura et al, "Cost=effectiveness of precision medicine:a scoping review", International Journal of Public Health, 2019

정밀의료와
디지털 치료제

디지털 치료제는 의학적인 치료수단이면서도 환자 데이터의 수집, 관리 저장이 용이하여, 환자 맞춤형 분석·치료 및 24시간 환자 상태 모니터링이 가능하다는 특징을 가지고 있다. 일반적인 치료제나 치료기기는 환자에게 전달되거나 적용될 뿐 지속적인 환자 모니터링이 어려운 반면에, 디지털 치료제는 주로 모바일 앱 형태로 제공되기 때문에 실사용 임상데이터(RWD, Real World Data)의 지속적인 수집을 통해 예후에 대한 장기 추적 관찰이 용이하게 되는 것이다.

이러한 디지털 치료제의 특성은 환자 모니터링을 기반으로 개인별로 최적화된 치료체계를 촉진할 수 있는 주요 수단으로서의 역할을 수행할 수 있다. 또한 디지털 치료제는 소프트웨어 의료기기라는 특성상 정밀의료를 구현하는 중심축으로서 주목받고 있다.

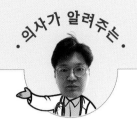

'디지털 치료제' 이야기 3

Q. 디지털 치료제는 치료의 기능만 있나요?

디지털 치료제는 치료약으로서 의학적인 근거를 기반으로 디지털 기능을 승인받는 형태입니다. 따라서 디지털 치료제는 질병의 치료나 더 나아가 예방을 하는 기능까지 포함할 것으로 예상됩니다.

디지털 치료제와 관련된 진단 기능에 대한 논란은 일부 존재할 수 있습니다. 디지털 치료제는 맞춤형 치료를 제공하기 위해 사용자의 건강 상태를 모니터링하고 분석하는 기능을 갖추고 있습니다. 이러한 데이터 분석을 통해 사용자의 건강 상태를 평가하고, 필요한 치료를 제공하는 것이 목표이기 때문에 아예 진단 기능이 없고 영향을 안 미칠 수 없다고 생각합니다. 예를 들어, 디지털 치료제는 사용자의 증상과 관련된 정보를 수집하고 분석하여 진단을 지원할 수 있습니다. 예를 들어, 스마트폰 앱을 통해 사용자가 경험하는 증상에 대한 질문을 받고, 해당 증상과 관련된 가능한 질병을 예측하고 제안할 수 있습니다. 이는 사용자가 증상을 적절히 이해하고 관련된 전문의를 찾아가는 데 도움을 줄 수 있습니다. 또한 일부 스마트폰 앱이나 웨어러블 기기에서는 자가 진단 기능으로, 개인의 건강 상태를 모니터링하고, 수집된 데이터를 분석하여 일부 질병이나 건강 문제의 진단을 도와줍니다. 예를 들어, 심전도 센서가 탑재된 웨어러블 장치는 부정맥을 감지하고 심전도 패턴을 분석하여 심부전과 같은 심장 질환을 조기에 진단하여 디지털 치료제의 맞춤형 치료에 영향을 미칠 수 있습니다.

그러나 디지털 치료제가 단독으로 진단을 수행하는 것은 아닙니다. 정확한 진단은 전문적인 의사의 판단과 추가적인 검사 및 평가를 필요로 합니다. 디지털 치료제의 진단 기능은 사용자에게 정보와 지표를 제공하여 의사와 함께 공유하고 의사와 의사소통을 원활하게 돕는 역할을 할 거라 기대합니다.

〈표 3-3〉 디지털 치료제의 치료 외의 예방 및 진단 기능 예시

디지털 치료제 앱 기능	예방에 대한 기능	진단에 대한 기능	치료에 대한 기능
식단 및 운동 관리	예방적인 식단 및 운동 계획 제공, 건강한 생활습관 형성 지원	질병 위험 인자를 평가하고, 예상되는 질병 위험 수준 제공	식이 교정, 운동 치료 계획 제공
스마트 피트니스 트래커	신체 활동 추적 및 분석, 운동 목표 설정 및 도달 도움	심박수, 수면 패턴 등을 분석하여 건강 상태 평가	맞춤형 운동 요법, 운동 교정
건강 상태 모니터링	혈압, 혈당, 체온 등 건강 지표 측정 및 기록	증상 추적 및 변화 감지, 의료 데이터 기록	의약품 투여 및 복용 스케줄 관리, 증상 완화 및 관리
의료 정보 및 자가진단	건강 관련 정보 제공, 증상 자가진단 도구	특정 질병에 대한 자가진단 도움	의약품 정보 제공, 자가치료 가이드 제공
심리 건강 관리	스트레스 관리, 명상, 심리 치료 도구 제공	우울증, 불안 등의 심리 질환 자가평가 도구	심리 치료, 인지행동 치료, 심리 교육 프로그램 제공
피드백 및 상담 지원	건강 데이터에 기반한 개인화된 피드백 제공	온라인 상담, 의사와의 원격 상담 지원	원격 의사 진료, 상담, 지속적인 모니터링

Q. 어지러움 환자들을 치료하기 위한 '디지털 치료제'를 만들고 계시다는데, 어떤 의학적인 근거로 치료제가 될 수 있는 거죠?

〈표 3-4〉 개발 중인 디지털 치료제 제품개발 필요성

제품 개발 필요성 1 평형장애 환자의 지속적 증가

○ 건강보험심사평가원 통계자료에 따르면, 2018년 전정기능장애(평행장애)로 진료를 받은 환자는 약 102만 명으로 2016년 약 96만 명 대비 지속적으로 증가하고 있는 상황

〈표 3-4-1〉

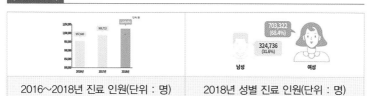

2016~2018년 진료 인원(단위 : 명)	2018년 성별 진료 인원(단위 : 명)

※ 출처 : '전정기능' 장애로 발생하는 질병은?, 2019. 08. 26., 건강보험심사평가원

제품 개발 필요성 2 고령자 어지러움증 및 평형장애로 인한 낙상사고 위험

○ 낙상은 한국인 '질병부담' 순위 7위로 간암과 위암보다 질병부담이 큰 질환으로 분류됨
○ 낙상으로 인한 고관절 골절 사망률은 약 17%에 달하며, 환자의 60%가 정상적인 보행이 불가능할 정도로 후유증이 심함
○ 특히 65세 이상 노인 1/3은 매년 1회 이상 낙상을 겪고 있으며, 4명 중 1명꼴로 입원을 하고 있음
○ 고령자 낙상사고의 72%가 집에서 발생할 정도로 위험이 큼
○ 고령자의 낙상을 예방하기 위해서는 평상시 균형감을 길러야 하며, 어지러움과 평형장애를 예방 · 완화 · 관리가 매우 중요함

○ 기존의 어지럼증 재활치료 과정은 신체적 능력이 떨어진 상태의 환자를 대상으로 장시간에 걸쳐 수행되어야 함에 따라 환자의 의지와 인내가 요구되는 과정이며 단순 · 반복적인 기존의 재활치료 방법은 이러한 정신적 요소들이 고려되지 않음에 따라 재활치료 효율이 매우 낮음.
○ 현재 어지러움의 자가 감별 진단이 불가능하고, 자가 재활치료 역시 불가능하기 때문에 병원에 와서 진단을 받고, 재활치료 역시 치료자가 옆에서 치료 과정 동안 보조를 해주어야 하기 때문에 인력과 공간에 많은 제약이 따름.
○ 소프트웨어를 통한 재활치료는 치료 과정에 재미와 흥미를 제공하여 지루한 치료 과정을 즐길 수 있는 과정으로 변화시키는 목적을 가짐. 여기에 가상현실 요소를 접목하여 치료 집중도를 향상시키고 치료 기간을 충분히 늘릴 수 있다는 장점이 있음.
○ 또한 급성 어지럼증으로 인한 환자의 수가 증가되고 있는 상황에서 치료자가 없이도 환자가 스스로 편한 시간에 집에서 증강현실 웨어러블 기기를 통해 재활치료를 할 수 있다는 면에서 접근성을 높일 수 있으며 시간과 공간의 제약을 극복할 수 있음.

이러한 필요성으로 저자는 다음과 같은 개발 제품을 개발하게 되었다.

〈표 3-5〉 개발 중인 디지털 치료제 제품 사용 목적 및 개요

제품 사용 목적
○ 전정기관의 기능 저하로 인한 어지럼증을 치료하고 자세 균형을 회복할 수 있도록 맞춤형 전정재활 운동을 제공하는 가상현실(VR) 소프트웨어

1. 소프트웨어 화면 및 기능 설명
   1) 환자용 (Vere)

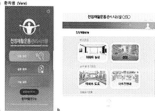

a : 로그인 후 제공되는 Home(main) 메뉴 화면
b : 훈련 메뉴 선택 시 제공되는 Manual Training 화면

c : 훈련 진행 전 훈련에 대한 이용방법을 소개하고 훈련 시 주의사항 등을 안내하는 안내 화면, 일정 시간이 지난 후 자동으로 진행 될 수 있도록 함

d : 훈련을 위한 가상공간에 진입했을 때 스마트폰 기기나 사용자의 움직임으로 인해 방향이 달라질 수 있기 때문에 훈련 시작 기준점을 바라보게 하고 동시에 향과 소리를 숙지할 수 있도록, 일정시간 사용자가 지정된 위치를 응시하여 훈련을 시작할 수 있도록 안내하는 화면

e : 게임형 훈련 콘텐츠로 고개를 움직여 목표를 따라가도록 수행하는 형태의 콘텐츠 화면
f : 게임형 훈련 콘텐츠로 고개의 지정된 위치를 바라보도록 수행하는 형태의 콘텐츠 화면

g : 게임형 훈련 콘텐츠로 고개를 움직여 사용자가 바라보는 방향을 이용하여 목표를 수행하는 형태의 콘텐츠 화면
h : 게임형 훈련 콘텐츠로 실제 공간에서 이동하며 고개를 움직여 목표를 수행하는 형태의 콘텐츠 화면

청각재활연구소

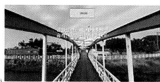

i : 체처형 훈련 콘텐츠로 높은 위치에서 전진하는 360도 영상을 감상하며 고개를 움직여 목표를 바라보도록 하는 콘텐츠 화면

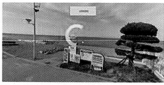

j : 체처형 훈련 콘텐츠로 지정된 장소의 360도 영상을 감상하며 소리를 듣고 고개를 움직여 목표를 바라보도록 하는 콘텐츠 화면

THE DOCTOR
TOLD ME

의사가
알려주는
디지털
치료제

04

 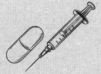

DIGITAL
THERAPEUTICS

디지털
치료제의 개발

좋은 디지털
치료제란

DTA(Digital Therapeutics Alliance, 디지털 치료제 연합)는 디지털 치료제가 갖추어야 할 요건으로 제품 안전성(safety), 효능(efficacy), 품질(quality), 환자 중심(patient centricity), 개인정보보호(privacy) 및 지속적인 임상영향(ongoing clinical impact)을 강조했다.

DTA에 따르면 가장 먼저 디지털 치료제는 안전성과 효능 및 품질을 입증하기 위해 엄격한 임상시험 및 증거 생성을 통해 검증되어야 한다고 강조했다. 디지털 치료제의 임상시험은 신약 임상시험과 원칙적으로 같으며, 소프트웨어에 노출됐을 때 이것이 환자에게 어떤 영향을 미치는지, 부작용은 없는지를 면밀하게 평가되어야 한다. 디지털 치료제는 특성상 비임상시험 단계가 없으며 임상시험은 탐색 임상과 확증 임상으로 나누어 진행된다. 여기서 탐색 임상 단계는 초기 안정성 및 유효성 정보 수집, 후속 임상시험의 설계, 평가항목, 평가방법의 근거 제공 등의 목적으로 실시되는 초기 임상시험을 의미한다. 확증 임상은 실제 허가를 취득하기 위해 구체적 사용 목적에 따른 안정성 및 유효성의 확증적 근거를 수집하기 위해 설계·실시된다. 디지털 치료제의 임상시험은 임상 프로토콜을 만들고, 환자를 모집, 평가하는 전체 프로세스는 동일하나, 평가 과정에서 임상 대상자가 의료기관에 직접 방문하지 않아도 임상시험이 가능한 가상(분산형) 임상시험 적용 대상이라는 점에서 특색을 가진다.

디지털 치료제의 요건 중 환자 중심(patient centricity)은 최종 사용자를 염두에 두고 설계되어야 하며 사용 및 이해가 쉽도록 사용성을 확보하여야 한다는 의미이다. 즉 환자들의 사용 편의성을 높일 수 있도록 UI/UX 구성에 많은 노력을 기울여야 한다는 의미로 해석이 가능하다. 예를 들어 디지털 치료제에서 구현되는 인지행동치료(CBT)는 대부분 이미 공개된 알고리즘과 방식을 따르고 있다. 하지만 실제 환자에게 적용되었을 때 의도했던 치료 효과가 발현되기 위해서는 일상생활에서 사용이 습관화될 수 있도록 UI/UX를 설계하는 게 좋은 디지털 치료제의 핵심요건으로 작용한다. 또한 좋은 디지털 치료제는 사회경제적 지위에 관계없이 그 혜택을 받을 수 있도록 환자 접근성을 확보해야 한다. 디지털 치료제의 활용에 있어 환자의 성별과 학력이 큰 영향을 미치는 요인으로 분석되고 있는데 이는 정보 활용 능력에서 기인한다고 알려져 있다. 따라서 디지털 치료제의 개발 단계부터 교육 수준이 낮고 디지털 기기에 익숙하지 못한 환자들도 손쉽게 활용할 수 있도록 설계되어야만 한다.

디지털 치료제는 환자들의 민감한 개인 건강 정보를 다루기 때문에 개인정보보호와 보안 규정을 준수해야만 한다. 디지털 치료제를 제공하는 서비스가 해킹되어 오작동하거나 정보가 유출될 경우 환자의 생명과 재산에 직접적인 위해를 줄 수 있기 때문에, 사이버 보안에 대한 중요성은 지속적으로 강조되고 있는 것이 당연하다고 할 수 있을 것이다. 헬스케어 서비스뿐만 아니라 의료기기들도 디지털화 지능화 됨에 따라 해킹, 정보유출 등의 사례가 꾸준하게 보고되고 있는 상황으로 디지털 치료제도 당연히 이러한 위험에 노출되어 있다고 보아야 한다.

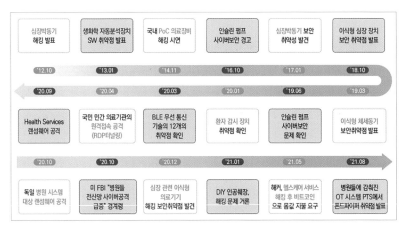

● [그림 4-1] 디지털 헬스케어 보안 사고 사례
※ 출처 : 디지털 헬스케어 보안모델 (PART II 서비스 유형별), 2021, 과학기술정보통신부

국내에서는 2019년 의료기기의 사이버 보안 허가 · 심사 가이드라인이 제정되었으며, 의료기기 사이버 보안 기본원칙으로 가용성

(Availability), 기밀성(Confidentiality), 무결성(Integrity)을 제시하고 있다. 가용성은 데이터가 승인된 사용자에게 즉시 제공되어야 하며, 필요한 때에 필요한 곳에서 필요한 형태로 존재 되어야 한다는 의미이다. 기밀성은 데이터가 허가되지 않은 사람에게 공개되거나, 허가되지 않은 용도로 사용되지 않아야 한다는 의미다. 제조자는 데이터의 송·수신 과정이나 데이터베이스에서 비인가자의 조회나 해킹 등 비합법적인 방법이나 오류에 의해 데이터가 노출되더라도 해독하기 어렵도록 데이터를 암호화해야 한다. 또한 인가된 자에 한해 정보에 접근 가능하도록 하고, 정보이용자도 목적과 그 권한에 따라 정보를 이용할 수 있도록 데이터 접근범위를 제한하여야 한다. 무결성이란 데이터가 허가되지 않은 방법으로 변환되거나 파괴되지 않아야 함을 뜻한다. 정보는 정확하고 완전해야 하며, 위·변조를 통해 왜곡되지 않아야 한다. 또한 정보 변경은 인가된 사용자에 의해서만 이루어져야 하며, 로그 및 변경 이력은 철저하게 관리되어야 한다.

디지털 치료제의
사이버 보안

유럽연합에서는 2018년 5월 개정 개인정보보호규정(GDPR, General Data, Protection Regulation)을 시행하여 데이터 보호와 활용에 관한 근간을 마련하였다. 이어 미국 FDA도 2018년 10월 소프트웨어 의료기기(SaMD, Software as a Medical Device)와 네트워크 의료기기의 사이버 보안에 관한 가이던스 초안 '의료기기의 사이버 보안 관리를 위한 시판 전 제출 내용'을 공개했다. 식약처는 의료기기 보안 강화를 위해 2019년 11월 의료기기 허가 고시를 개정해 사이버 보안 자료 제출을 의무화하는 한편 의료기기 사이버 보안 허가심사 가이드 라인을 발간했다.

식약처의 의료기기 사이버 보안 허가심사 대상은 '유·무선 통신이 가능하거나 통신 경로가 존재하는 의료기기'이며, 허가 신청 시 '소프트웨어 검증 및 유효성 확인 자료'를 제출하도록 하고 있다. 소프트웨어를 포함하는 의료기기 중 유·무선 통신(Wi-Fi, 블루투스, USB, RS-232, LAN 등)을 사용하거나 통신 경로가 존재하는 의료기기들이 모두 적용 대상으로 규정하고 있다. 여기서 소프트웨어는 펌웨어(Firmware) 및 프로그램 가능 논리 제어기(Programmable Logic Controller(PLC)를 포함하는 의료기기) 또는 소프트웨어로만 존재하는 소프트웨어 의료기기(Software as a Medical Device, SaMD)가 포함된다. 디지털 치료제는 소프트웨어 의료기기(SaMD)에 포함되기 때문에 유ㆍ무선 통신을 사용하는 경우 사이버 보안 허가심사 대상이다.

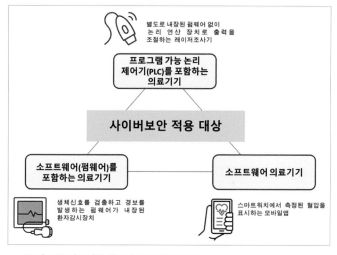

● [그림 4-2] 의료기기 사이버 보안 적용 대상
※ 출처 : 의료기기의 사이버 보안 허가ㆍ심사 가이드 라인 (민원인 안내서), 2022, 식품의약품안전처

의료기기 사이버 보안 허가심사를 위해서는 의료기기 사이버 보안 요구사항 체크리스트, 사이버 보안 위험관리문서, 소프트웨어 검증 및

유효성 확인 자료를 제출하도록 되어 있으며 세부적인 내용은 다음 표와 같다.

〈표 4-1〉 의료기기 사이버 보안 허가심사 제출 자료

제출자료	내용
의료기기 사이버보안 요구사항 체크리스트	의료기기 사이버보안 요구사항에 대한 적합성 여부를 확인할 수 있는 자료로 의료기기 허가·심사 시 의료기기 사이버보안 요구사항 체크리스트 양식을 활용하여 제품의 특성에 맞게 작성하여 제출해야 함
사이버보안 위험관리문서	의료기기 사이버보안 요구사항에 기재한 사이버보안 요구사항을 만족하고 있음을 확인하는 근거자료 의료기기 전체 생명주기에서 사이버보안과 관련된 위험관리 활동을 기록한 보고서 신청 제품의 사이버보안과 관련된 위해요인 식별과 각 위해요인에 대한 위험분석 및 위험경감 조치의 결과 기재
소프트웨어 검증 및 유효성 확인 자료	의료기기 사이버보안 요구사항에 기재한 사이버보안 요구사항을 만족하고 있음을 확인하는 근거자료 의료기기의 위험관리 과정에서 식별된 위해요인에 대한 위험통제 조치의 결과를 검증할 수 있는 객관적인 자료 사이버보안 요구사항에 대한 시험 및 검증 절차, 시험결과, 시험 및 검증 도중 소프트웨어 변경이 발생한 경우 재시험 결과를 포함

※ 출처 : 소프트웨어 의료기기 등 디지털헬스케어 안전관리 기반구축 연구(1), 2022, 식품의약품안전처

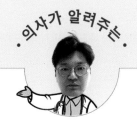

'디지털 치료제' 이야기 4

**Q. 디지털 치료제는 개발하려면
어떠한 관련 학과를 다녀야 하나요?**

디지털 치료제 개발자는 미래의 유망한 직업군이 될 거라 확신합니다. 미래를 준비하는 학생의 입장에서 디지털 치료제에 필요한 전문 기술들을 우선 파악해야 합니다.

1. 의학 및 치료 지식 : 디지털 치료제는 질병이나 심리적 문제에 대한 치료와 관련된 기능을 제공합니다. 따라서 의학 및 치료 지식이 필요합니다. 의료 전문가, 의사, 간호사 등의 의료 관련 전문가들이 이 분야에서 중요한 역할을 수행할 수 있습니다.

2. 소프트웨어 개발 : 디지털 치료제는 주로 소프트웨어와 관련된 기술을 기반으로 구현됩니다. 소프트웨어 개발 전문성이 필요하며, 프로그래밍, 소프트웨어 아키텍처, 데이터베이스, 사용자

경험 디자인 등의 지식이 필요합니다. 컴퓨터 공학, 소프트웨어 공학, 정보기술, 컴퓨터과학 등과 관련된 학과에서 배울 수 있습니다.

3. 디자인 및 사용자 경험(UX) 디자인 : 디지털 치료제의 성공은 사용자들이 편리하게 이용할 수 있는 사용자 경험에 달려 있습니다. 사용자 중심의 디자인과 사용성 테스트 등에 대한 전문성이 필요합니다. 그래픽 디자인, 인터랙션 디자인, 사용자 경험 디자인 등을 다루는 학과나 전문가들과의 협업이 도움이 될 수 있습니다.

4. 의료 데이터 분석 : 디지털 치료제는 사용자의 건강 데이터를 수집하고 분석하여 개인 맞춤형 치료를 제공하는 경우가 많습니다. 의료 데이터 분석 및 통계학 지식이 필요하며, 의료 정보학, 생물정보학, 통계학 등의 학과에서 해당 전문성을 갖출 수 있습니다.

따라서 상기 필수 기술들과 관련된 학과들에 진학하여 전문 지식을 습득하는 것이 우선일 것이라 생각합니다. '디지털헬스케어학과', '스마트헬스케어학과', '의료융합학과' 등으로 불리며 여러 대학에서 최근 많은 관련 전문 인력을 양성하고 있습니다. 디지털 헬스케어 관련 전공은 '의료 분야에 특화된 컴퓨터공학과'라고 불릴 만큼 전반적인 교과과정이 컴퓨터공학과 상당 부분 비슷합니다. 하지만 관련 전공자들이 반드시 컴퓨터 관련 지식만 학습하는 것이 아니다. 디지털 헬스케어의 실현을 위해서는 4차 산업혁명 시대의 핵심 기술인 인공지능, 빅데이터, 사물인터넷, 웨어러블 (wearable) 의료기기 개발 등의 소프트웨어 기술 전문가를 키우는 과정을 중심으로 진행되며, 디지털 헬스케어를 실현시키기 위한 소프트웨어 개발 및 제작 그리고 운용에 초점을 맞추게 됩니다. 또한 의학, 약학, 생물학 및 보건학뿐 아니라 통계학 및 수학 및 관련 분야 학부 전공자를 대상으로 관련 과정을 모집하며 석박사의 고학력 인재를 키워내기도 합니다. 데이터 과학의 근간이 되는 빅데이터 분석 관련 분야(통계학, 수학, 정보학 등)와 커넥티드 헬스(connected health) 관련 주요 분야(헬스케어, 스마트병원 시스템 등)로 구성되며 모든 방법론 과목은 이론과 실습을 병행하게 됩니다. 디지털 헬스케어 관련 대부분의 학과는 미래의료를 선도하는 차세대 리더 성장을 목표로 디지털 헬스케어 소프트웨어 전문가를 양성하는 교육을 수행합니다.

'디지털 치료제'에 관심이 많은 학생들은 다음과 같은 기관들을 통해 정보를 얻을 수 있습니다.

1. 대학/학교 : 의료 정보학, 컴퓨터 공학, 의학 공학, 디자인 등과 같은 관련 분야를 전공하는 대학이나 학교에서 강의와 교육 프로그램을 통해 관련 지식과 기술을 습득할 수 있습니다. 학교의

교수나 연구진과의 상담을 통해 더 많은 정보를 얻을 수도 있습니다.

2. 온라인 자원 : 디지털 치료제와 관련된 온라인 자원들이 많이 있습니다. 관련 동영상 강의, 온라인 강좌, 튜토리얼, 블로그, 포럼 등을 통해 최신 동향과 개발 방법에 대한 정보를 얻을 수 있습니다. Udemy, Coursera, edX 등의 온라인 교육 플랫폼에서 관련 강좌를 찾아보세요.

3. 학회 및 컨퍼런스 : 디지털 치료제와 관련된 학회와 컨퍼런스에 참여하여 최신 연구 동향과 개발 경험을 공유하고 학문적인 네트워킹을 할 수 있습니다. 예를 들어, 디지털 의료 학회, 의료 정보학 학회, 의료 기술 컨퍼런스 등을 참여해보세요.

4. 의료 산업 및 연구 기관 : 의료 산업 및 연구 기관은 디지털 치료제 개발과 관련된 연구와 프로젝트를 수행하고 있습니다. 해당 기관의 웹사이트를 방문하거나 연락하여 채용 정보, 연구 프로그램 또는 인턴십 기회 등을 알아보세요.

5. 전문가와의 면담 : 관련 분야의 전문가나 실무자들과의 면담을 통해 직접적인 조언과 정보를 얻을 수도 있습니다. 전문가의 경험을 공유하고 질문을 하며, 디지털 치료제 개발에 관련된 직무

와 요구사항에 대해 더 깊이 이해할 수 있습니다.

하지만 디지털 헬스케어는 새로운 생소한 분야이고, 빠르게 변하는 분야로 좀 더 어린 꿈나무들에게는 다음과 같은 당부의 부탁이 있습니다.

1. 관심 분야와 역량 파악이 우선 : 자녀들과 함께 디지털 치료제와 관련된 분야에 대해 대화하고, 그들의 관심과 역량을 파악해 보세요. 예를 들어, 의료 분야에 더 큰 흥미를 가지고 있을 수도 있고, 소프트웨어 개발에 능숙한 경우도 있을 수 있습니다. 이를 통해 어떤 분야에 집중할지 결정할 수 있습니다.

2. 교육과 자격증 취득은 이점 : 관련 분야의 교육을 받고 필요한 자격증을 취득하는 것이 중요합니다. 의학, 의료 정보학, 컴퓨터 공학, 디자인 등과 관련된 학과에서 전문적인 교육을 받을 수 있습니다. 또한, 디지털 치료제에 특화된 교육과정이나 인증 프로그램도 탐색해보세요.

3. 경험과 실습 기회 확보는 나의 경쟁력 : 실제로 현장에서 경험을 쌓을 수 있는 기회를 찾아보세요. 병원, 의료 연구소, 소프트웨어 회사, 의료 기술 스타트업 등에서 인턴십이나 현장 실습을 진행할 수 있는 기회를 찾아보세요. 이를 통해 실제 업무 환경

과 요구사항에 대한 이해를 높일 수 있습니다.

4. 쉼 없는 지속적인 업데이트와 자기 계발 : 디지털 치료제 분야는 빠르게 발전하고 변화하는 분야입니다. 자녀들에게 지속적인 업데이트와 자기 계발의 중요성을 강조해주세요. 새로운 기술, 연구 동향, 최신 표준 및 규제 사항 등을 주시하고, 이에 따라 적절한 교육이나 세미나에 참여하도록 유도해주세요.

5. 네트워킹과 협력은 나만의 재산 : 디지털 치료제 분야는 다학제적인 협업이 필요한 분야입니다. 자녀들에게 네트워킹과 협력의 중요성을 강조하고, 관련 학회, 커뮤니티, 온라인 포럼 등에서 다른 전문가들과 소통하고 정보를 공유하도록 유도해주세요. 이를 통해 아이디어 교환과 협업 기회를 확보할 수 있습니다.

THE DOCTOR
TOLD ME

의사가
알려주는
디지털
치료제

05

 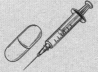

DIGITAL
THERAPEUTICS

디지털
치료제의 인허가

국내 디지털 치료제
인허가 프로세스

    빅테이터와 인공지능 등 ICT 기술의 발달과 함께 환자 개인 맞춤의료 서비스가 확대되면서, 장애나 질병의 예방, 관리, 치료목적의 소프트웨어 의료기기(SaMD)가 각광 받기 시작했다. 이에 식품의약품안전처(이하 식약처)는 소프트웨어만으로 이뤄지고 질병의 치료 · 효과 · 관리를 하는 의료기기를 '디지털 치료기기(의료기기 2등급)'로 명명하고 인허가 프로세스를 정비하고 있는 중이다.

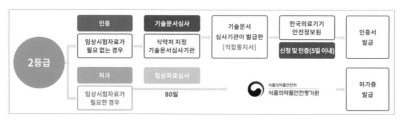

● [그림 5-1] 2등급 의료기기 인허가 절차
   ※ 출처 : 한국의료기기산업협회

2020년 8월 27일 식약처가 발간한 '디지털 치료기기 인허가 가이드라인'에서 디지털 치료기기 인허가와 관련하여 알아두어야 할 주요 용어 및 정의는 다음과 같다.

〈표 5-1〉 디지털 치료기기 인허가 관련 주요 용어 및 정의

구분	개념 정의
디지털 치료기기 (Digital Therapeutics)	• 의학적 장애나 질병을 예방, 관리, 치료하기 위해 환자에게 근거 기반의 치료적 개입을 제공하는 소프트웨어 의료기기(SaMD) ※ 디지털 치료기기 사용은 치료적 개입이 필요한 "환자"를 대상으로 함
소프트웨어 의료기기 (Software as a Medical Devices, SaMD)	• 하드웨어에 종속되지 않고 의료기기의 사용 목적에 부합하는 기능을 가지며 독립적인 형태의 소프트웨어만으로 이루어진 의료기기
실사용증거 (Real World Evidence, RWE)	• 실사용데이터(Real World Data, RWD)를 분석하여 파생된 증거로서 실사용데이터(RWD) 분석을 통해 얻은 의료기기의 사용 결과나 잠재적 이익 또는 위험성에 관한 임상적 근거 • 임상문헌을 분석하여 파생된 새로운 증거도 포함
전향적 임상시험 (Prospective Clinical Study)	• 연구하고자 하는 요인을 미리 설정한 후 일정 기간 동안 변화를 추적하는 연구법으로 위험 요소가 일으키는 변화를 관찰하는 임상시험

※ 출처 : 식품의약품안전처_디지털 치료기기 허가 · 심사 방안

디지털 치료기기의 대상 여부 판단은 '의료기기법' 제2조에 따른 사용 목적과 판단기준을 고려하여 이루어지며, 판단기준에 따라 디지털

치료기기에 해당되지 않더라도 의료기기 또는 의료기기가 아닌 것으로 분류될 수 있다. 일반적으로 의료기기 해당 여부를 판단하기 위해서는 의료기기법 제2조의 사용 목적에 따라 사용되는 것이어야 하며, 제조자의 의도에 따라 그 제품의 구조와 형태, 표방하는 사용 목적과 효과, 판매하고자 할 때의 광고 또는 설명 등을 종합적으로 고려하여 판별하게 되어있다. 따라서 디지털 치료기기를 개발하고 인허가를 받고자 한다면, 개발 초기 식약처에 의료기기 해당 여부에 대해 사전에 질의를 받아보고서 진행하는 것이 좋다.

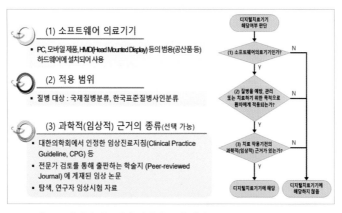

● [그림 5-2] 디지털 치료기기 판단기준 및 절차
※ 출처 : 식품의약품안전처_디지털 치료기기 허가 · 심사 방안

식약처의 '디지털 치료기기 허가 · 심사 방안'에서 디지털 치료기기로 분류하는 예시가 제공되어 있으나, 치료 작용기전의 과학적(임상적) 근거에 해당하는 자료가 반드시 있어야 한다.

〈표 5-2〉 디지털 치료기기 예시

구분	주요 내용
예방 및 관리	• 뇌전증 환자를 대상으로 인지행동교정 및 이완 요법을 통해 뇌전증 재발을 예방하는 소프트웨어 • 황반 및 후극부 변성 환자를 대상으로 시력 값에 따른 약물의 용량조절을 통해 시력저하를 예방하는 소프트웨어 • 경도인지장애 환자를 대상으로 인지재활훈련을 통해 알츠하이머 치매를 예방하는 소프트웨어 • 조현병 환자를 대상으로 약물치료 및 약물 조절을 통해 조현 증상 발생을 줄이는 소프트웨어 • 위암 환자를 대상으로 매스꺼움, 통증 모니터링 및 약물 투여량 조절을 통해 약물 부작용을 관리하는 소프트웨어 • 편두통 환자를 대상으로 인지행동치료를 통해 편두통 재발을 관리하는 소프트웨어 • 근감소증 환자를 대상으로 운동 부하 조절 요법, 재활요법을 통해 근감소증을 관리하는 소프트웨어 • 고혈압 환자를 대상으로 혈압을 모니터링하고 항고혈압 약물 조절을 통해 정상 혈압을 유지 관리하는 소프트웨어 • 인슐린 의존성 당뇨 환자를 대상으로 측정 혈당에 따른 투약 조절을 통해 정상 혈당을 유지 관리하는 소프트웨어
치료	• 만성 폐쇄성 폐질환(COPD) 환자를 대상으로 고강도 운동부하조절 호흡 재활을 통해 운동능력을 향상시키고 호흡곤란 증상을 경감하는 소프트웨어 • 담배흡연에 의한 정신 및 행동장애 환자를 대상으로 인지행동치료(CBT)를 통해 흡연에 의한 금단증상을 완화하는 소프트웨어 • 양극성 정동장애 환자를 대상으로 인지행동치료(CBT)를 통해 양극성 정동장애 증상을 경감하는 소프트웨어 • 파킨슨병 환자를 대상으로 증상을 분석하여 약물(레보도파) 용량조절을 통해 떨림 증상을 완화하는 소프트웨어 • 천식 / 만성 폐쇄성 폐질환(COPD) 환자를 대상으로 가상현실 프로그램을 통해 증상(호흡곤란, 기침 등) 빈도를 경감하는 소프트웨어 • 알코올 중독에 의한 정신 및 행동장애 환자를 대상으로 인지행동치료(CBT)를 통해 알코올 중독을 치료하는 소프트웨어 • 만성 불면증 환자를 대상으로 인지행동치료(CBT)를 통해 만성 불면증을 치료하는 소프트웨어 • 우울증성 행동장애 환자를 대상으로 심리교육, 인지행동교정요법을 통해 만성 주요우울장애(MDD)를 치료하는 소프트웨어 • 조현병 환자를 대상으로 인지행동치료(CBT)를 통해 조현병을 치료하는 소프트웨어 • 외상 후 스트레스장애 환자를 대상으로 가상현실 기법을 이용한 노출 요법을 통해 회피 증상을 치료하는 소프트웨어 • 신경성 폭식증 환자를 대상으로 인지행동치료(CBT)를 통해 폭식증을 치료하는 소프트웨어 • 과민대장증후군 환자를 대상으로 인지행동치료(CBT)를 통해 배변 장애를 치료하는 소프트웨어

※ 출처 : 식품의약품안전처_디지털 치료기기 허가 · 심사 방안

허가·심사 필요
서류 작성 방법

    일반적으로 의료기기의 기술 문서는 관련 규정 제8조 내지 제18조에 따라 다음과 같은 기재 사항들을 반영하여 작성되어야 한다.

```
1. 명칭(제품명, 품목명, 모델명)
2. 분류번호(등급)
3. 모양 및 구조 - 작용원리, 외형, 치수, 특성
4. 원재료
5. 제조방법
6. 성능
7. 사용목적
8. 사용방법
9. 사용 시 주의사항
10. 포장단위
11. 저장방법 및 사용기간
12. 시험규격
13. 제조원(수입 또는 제조공정 전부 위탁인 경우)
14. 허가조건
15. 비고
```

● [그림 5-3] 의료기기 기술 문서 작성에 필요한 기재 사항

추가 기재사항	작성 방법
모양 및 구조 (작용원리)	• 규정 제9조(모양 및 구조)의 '작용원리'는 디지털 치료기기의 사용 목적(효능ㆍ효과)을 달성하기 위해 적용된 과학적(임상적) 원리를 작성하며, 이는 근거를 기반으로 작성 • 작성하는 근거자료는 본 가이드 라인에서 제시한 'Ⅱ. 디지털 치료기기의 판단기준-(3)작용 기전의 과학적(임상적) 근거의 종류'의 어느 하나에 해당하여야 함 〈표 5-3-1〉 〈작용원리에 대한 과학적(임상적) 근거의 종류〉 - 대한의학회에서 인정한 임상진료지침(Clinical Pratice Guideline, CPG) 등 - 전문가 검토를 통해 출판하는 학술지(Peer-reviewed Journal)에 게재된 임상 논문 - 탐색, 연구자 임상시험 자료 ※ 제시한 근거자료에서 설명하지 않은 임상적 효능ㆍ효과 및 이와 관련된 용어를 기재하지 않도록 주의
사용 목적	• 규정 제12조(사용 목적)의 '사용 목적'은 치료, 예방, 관리의 대상 질병과 대상 환자에 대한 내용을 작성
성능	• 규정 제12조의2(성능)의 '성능'은 운영체제(OS), 지원 중앙처리장치(CPU), 메모리(RAM), 하드디스크(HDD), 통신방법 등의 소프트웨어 운영(구동)환경 및 하드웨어 요구사항과 암호화 방식(표준)을 기재함 • 주요 기능은 의학적 장애나 질병을 치료하기 위해 적용되는 관리, 예방, 치료법 항목 등 제품에 대한 유효성을 확인할 수 있는 항목을 기재함
사용 시 주의사항	• 규정 제14조(사용 시 주의사항)의 '사용 시 주의사항'은 해당 제품을 안전하고 합리적으로 사용할 수 있도록 필요한 최신의 안전성 관련 사항을 모두 기재함 • 또한, 제품의 특성에 따라 의사의 처방에 따른 사용 및 단독 사용에 대한 주의사항과 안전성 및 유효성이 평가되지 않은 정보 등은 반드시 기재가 필요함
시험규격	• 규정 제17조(시험규격)의 '시험규격'은 제품에 대한 성능 및 암호화 방식(표준)에 대한 시험 항목, 시험기준, 시험방법을 기재함 • 해당 제품의 성능 시험 항목은 제품의 주요 기능을 근거로 설정하며, 시험기준 및 시험방법은 제품의 특성을 고려하여 기재 가능함

※ 출처 : 식품의약품안전처_디지털 치료기기 허가ㆍ심사 방안

디지털 치료기기는 소프트웨어 의료기기(SaMD)에 해당하므로, 여기에 더해 '의료기기 소프트웨어 허가 · 심사 가이드 라인'에서 제시하는 'Ⅴ. 의료기기 소프트웨어 기술 문서 작성방법'을 참고하여 다음에 해당하는 추가 기재 사항들을 명확하게 기재하여 작성한다.

기술 문서 작성이 완료되면 의료기기 허가 · 심사를 위한 관련 규정 제26조(심사자료의 종류 및 범위 등) 및 제29조(첨부자료의 요건)에 명시된 첨부자료들도 함께 준비하여 제출해야 한다.

```
1. 이미 허가·인증받은 제품과 비교한 자료
2. 사용목적에 관한 자료
3. 작용원리에 관한 자료
4. 전기·기계적 안전에 관한 자료
5. 생물학적 안전에 관한 자료
6. 방사선에 관한 안전성 자료
7. 전자파안전에 관한 자료
8. 성능에 관한 자료
9. 물리·화학적 특성에 관한 자료
10. 안정성에 관한 자료
11. 기원 또는 발견 및 개발경위에 관한 자료
12. 임상시험에 관한 자료
13. 외국의 사용현황에 관한 자료
```

● [그림 5-4] 의료기기 허가·심사 시 제출되는 첨부자료

기술 문서와 마찬가지로 디지털 치료기기는 첨부자료에 추가적으로 기재해야 하는 사항들이 존재하는데 이는 다음과 같다.

〈표 5-4〉 의료기기 허가 · 심사 시 첨부자료 추가 기재 사항

추가 기재사항	작성 방법
작용원리에 관한 자료	• 디지털 치료기기의 '작용원리에 관한 자료'는 해당 제품의 사용 목적을 달성하기 위하여 환자에게 과학적(임상적) 근거가 어떻게 적용되어 구현되는지를 설명한 자료임 • 동 자료는 'Ⅱ. 디지털 치료기기 판단기준 – (3)작용 기전의 과학적(임상적) 근거의 종류'의 어느 하나에 해당하는 자료여야 함 〈표 5-3-1〉 〈작용원리에 대한 과학적(임상적) 근거의 종류〉 – 대한의학회에서 인정한 임상진료지침(Clinical Pratice Guideline, CPG) 등 – 전문가 검토를 통해 출판하는 학술지(Peer-reviewed Journal)에 게재된 임상 논문 – 탐색, 연구자 임상시험 자료
성능에 관한 자료	• 디지털 치료기기는 소프트웨어로써 규정 별표 13에 따른 별지 제13호 서식의 '소프트웨어 적합성 확인보고서'와 '소프트웨어 검증 및 유효성 확인 자료'를 제출해야 함 • 또한, 해당 제품이 유 · 무선 통신이 가능한 경우 '소프트웨어 검증 및 유효성 확인 자료'는 정보의 위 · 변조, 승인되지 않은 접근으로부터 방지하기 위한 대책 등의 사이버 보안에 대한 내용이 포함되어야 함 • 사이버 보안과 관련하여서는 「의료기기의 사이버 보안 허가 · 심사 가이드 라인」을 참고하고, 해당 가이드 라인의 '표 3. 의료기기 사이버보안 요구사항'을 적용한 문서를 제출해야 함
임상시험에 관한 자료	• 디지털 치료기기의 안전성 · 유효성을 입증하기 위한 '임상시험에 관한 자료'는 규정 제29조(첨부자료의 요건)의 제12호(임상시험에 관한 자료)에 적합한 자료로서, 해당 제품에 대해 전향적 임상시험(Prospective Clinical Study)으로 입증한 자료를 제출해야 함 • 다만, 해당 제품이 개발단계에 있고 치료 기전에 대한 과학적(임상적) 근거의 유무에 따라 확증 임상시험 전에 탐색 임상시험이 필요할 수도 있음 • 임상시험계획 승인 시 제출되는 '작용원리에 관한 자료'는 유사제품에 대한 논문이나 문헌 등을 발췌하여 제출이 가능함 • 즉, 디지털 치료기기에 대한 확증 임상시험을 수행하기 위해서는 치료 기전에 대한 과학적(임상적) 근거인 임상 논문이나 임상진료 지침, 또는 탐색 임상시험 등의 자료가 반드시 필요함 • 또한, 디지털 치료기기는 허가 이후에도 제품의 잠재적 유익성과 위해성을 모니터링 하기 위한 목적으로 실제 임상 환경에서의 실사용 데이터(RWD)를 수집 · 활용한 실사용 증거(RWE) 자료를 마련하고 필요시 식약처에 제출할 것을 권고할 수 있음 ※ 실사용 증거(RWE) 자료 작성 등에 대한 사항은 기 발간된 「의료기기 실사용 증거(RWE) 적용에 대한 가이드 라인」을 참고

※ 출처 : 식품의약품안전처_디지털 치료기기 허가 · 심사 방안

마지막으로 디지털 치료기기의 변경 허가·심사에 대해 알아보자. 디지털 치료기기는 「의료기기법」 제6조에 따라 제품의 변경이 발생한 경우 「의료기기법」 제12조에 따른 변경 허가 대상이 될 수 있다. 또한 변경 허가 신청 시 제품의 특성 및 주요기능, 사용 목적 등 안전성이나 유효성에 영향을 미치는 사항이 변경되었을 때에는 변경사항에 따라 '임상자료 심사 대상'이나 '기술 문서 심사 대상'이 될 수도 있다.

〈표 5–5〉 의료기기의 변경 허가·심사 대상

구분	내용
임상자료 심사 대상	• 허가받은 제품의 사용 목적을 변경(적응증 추가 또는 변경)하는 경우 　(예시) 적응증 추가 : (변경 전) 치매 → (변경 후) 치매와 인지기능장애 　(예시) 적응증 변경 : (변경 전) 치매 → (변경 후) 뇌전증 • 치료 작용기전의 변경(추가 또는 변경) 하는 경우 • 기타 안전성 및 유효성에 영향을 미치는 경우
기술문서 심사 대상	• 의료기기 소프트웨어의 개발언어 및 운영환경 등이 변경된 경우 　(예시) Android → iOS • 소프트웨어 변경, 추가, 삭제로 사용 목적 또는 작용원리 등에 영향을 　주지 않는 경우

※ 출처 : 식품의약품안전처_디지털 치료기기 허가·심사 방안

미국 FDA의 디지털 치료제 허가 및 심사

국제의료기기규제당국자포럼(International Medical Device Regulators Forum, IMDRF)과 미국 FDA는 2013년부터 디지털 치료제를 소프트웨어 의료기기(software-as-a-medical-device, SaMD)의 한 종류로 편입 · 관리하기 위한 워킹그룹을 구성하고 규제체계 신설해오고 있다. 미국 FDA는 2016년 12월에 혁신적 의료기술 발전을 위한 지원과 새로운 의약품 및 의료기기에 대한 새로운 규제 내용이 담긴 「21세기 치료 법안(The 21st Century Cures Act)」을 제정했다. 이 법에 따르면 SaMD의 일부를 규제 대상에서 제외한다는 예외조항을 두어 디지털 치료제 산업발전을 촉진하고 있다.

〈표 5-6〉 미국 FDA 소프트웨어 조항

소프트웨어 조항
1. 행정보조, 2. 건강한 삶 유지, 3. 데이터 전달 · 저장 · 확인, 4. 제한적인 의료적 결정에 대한 근거 제공의 용도로 쓰이는 소프트웨어는 의료기기로 간주하지 않거나 의료기기로서의 규제를 받지 않음

※ 출처 : 한국전자통신연구원, 디지털 치료제의 현황 분석 및 발전 방향

FDA는 연방 식품, 의약품 및 화장품 법령 513항에 따라 의료기기를 위험도에 따라 1부터 3까지의 등급으로 구분하여 인허가 절차를 진행하고 있는데, 일반적인 의료기기들이나 디지털 치료제는 주로 시판 전 신고(PMN, 510(K)), 시판 전 허가(PMA), De Novo 의 심사를 받게 된다.

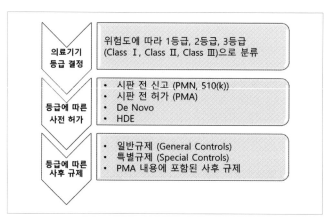

● [그림 5-5] 의료기기 위험도에 따른 인허가 절차
※ 출처 : 한국의료기기산업협회

시판 전 신고(PMN, 510(K))는 식품의약품 및 화장품법에 따라 제조기업이 기기를 시판하기 전 해당 품목을 식품의약국에 신고 및 등록하도록 한 규정이다. 510(k)에 따르면, 제조기업이 의료기기를 미국에서 판매하기 위해서는 시판 전 해당 의료기기가 이미 시장에서 판매 및 활용되고 있는 의료기기들과 본질적으로 동등(substantail equivalence, SE)하다는 것을 증명해야 하도록 하고 있다. 여기서 본질적 동등성이란, 사용용도, 기술적 특징, 안전성, 유효성 측면에서 기허가 의료기기와 동등하다는 의미이며, SE로 인정받게 되면 동일한 규제 조건으로 판매가 가능하다. 시판 전 신고를 통해 출시된 제품들의 목록은 FDA's 510(k) releasable database. 에서 확인 가능하며, NSE(not-SE)로 결정될 경우에 신고자는 510(K)를 새로운 데이터와 함께 재제출하거나, PMA 또는 De Novo를 신청해야 한다.

시판 전 허가(PMA)는 FDA에서 요구하는 가장 엄격한 시판 신청으로 임상시험을 통해 안전성과 효능을 입증해야 하는 강화된 규제다. PMA 신청서에는 해당 기기의 안전성, 효능에 대해 충분한 자료를 담고 있어야 하며, 시판 전 허가 신청 지원을 위해 임상시험 의료기기의 적용면제(IDE) 규정에 따라 진행되어야 한다. PMA 심사 진행은 행정/신청 심사, 과학 및 규정 심사, 자문위원회 심사/추천, 최종 허가의 문서화 통지를 통해 이루어지게 된다.

미국 FDA는 SaMD의 임상평가에서 ① SaMD의 목표 임상 조건과 임상 결과의 유효한 연관성 ② SaMD가 입력 데이터의 올바른 처리와 정확한 데이터 분석 ③ SaMD의 출력 데이터를 사용하여 임상 치료 측면에서 제품의 의도된 목적을 보여주는 임상적 검증에 대한 세 가지 주요 구성요소를 반드시 포함하도록 규정하고 있다. SaMD 임상평가 결과는 과학적 유효성, 분석적 유효성, 임상적 성과의 3개 분류에 대한 입증자료에 의해 평가되며 관련 자료에 대한 내용은 다음 표와 같다.

〈표 5-7〉 SaMD 임상평가 구성요소 및 첨부자료

구분	첨부자료
과학적 유효성 (scientific validity)	• 문헌 조사(학술지, 교과서 및 지침서의 전문가 의견, 임상/과학 연구) • 제조사의 경험 데이터 확인(고객 피드백, 실제 기반 데이터, 시판 후 감시 데이터 등) • 과학적 유효성 스터디(임상적 관계를 증명하기 위한 전향적 연구, 관찰 연구, 후향 연구, 종단적 연구)
분석적 유효성 (analyticial validity)	• 분석적 유효성은 SaMD에 있어서 항상 요구되며, QMS(Quality Management System)의 검증 및 유효성 검사 과정에서 산출됨 ※ 인식된 표준에 기술된 알고리즘, 참조 표준 및 자료와의 비교, 다른 기기 및 SaMD와의 비교 중 한 개 이상 고려할 것
임상적 성과 (clinical performance)	• SaMD의 임상적 성과 증거는 표적 인구와 의도된 사용 목적에 맞게 계획 및 디자인 되도록 함 • 대부분의 임상적 성과는 실제 환자 상태를 반영하는 실제 혹은 모의 데이터 세트를 사용하여 산출되며, SaMD 제조사들은 임상적 성과를 증명하는데 관련된 데이터를 식별하거나 데이터의 타입과 양을 정하는 것에 책임이 있음 • 임상적 성과 관련된 데이터는 제조사가 지원하는 연구 혹은 과학 문헌(임상적 성과 조사)에서 찾을 수 있음 • 고려할 사항 ※ 제조사가 소유하고 있지 않으나 임상적 성과를 증명하는데 도움이 되는 임상적 성과 관련 데이터의 유무 ※ 실제 기반 사용 조건에서 산출된 이용 가능한 성과 데이터 종류의 유무 ※ 유사한 SaMD의 아웃풋과 임상적 상태의 연관성에 대해 임상적 성과를 증명한 기존의 SaMD 및 기기의 유무

※ 출처 : 한국보건산업진흥원, 디지털헬스 의료기기(SaMD)규제 기준 정립 및 진료행위 코드 마련

국내 디지털 치료제
주요 가이드 라인

〈표 5-8〉 디지털 치료기기 허가심사 가이드 라인의 주요 내용

가이드 라인명	제·개정일	주요 내용 및 의의
디지털 치료기기 허가·심사 가이드 라인	2020. 08 제정	• '의료기기산업법' 시행에 따라 '의료기기법', '의료기기 허가·신고·심사 등에 관한 규정'등에 기반하여, 디지털 치료제의 신속한 개발 및 허가·심사를 위해 디지털 치료제의 명확한 정의부터 해당 제품의 범위, 판단기준, 허가·신사 방안 등을 제시함 • 허가·심사를 위해 필요한 작용원리에 관한 자료, 성능에 관한 자료, 임상시험에 관한 자료 등 디지털 치료제의 허가·심사를 위한 필요 자료를 명시함
		• 기준이 없어 혼재되어 사용되고 논란이 있었던 **디지털 치료제의 개념, 분류 등을 명확히함** • 세계 최초로 **디지털 치료제 인허가를 위한 성능 및 임상시험 기준을 정하며, 제품개발, 신속하고 체계적인 인허가 지원**에 의의가 있음

※ 출처 : 식품의약품안전처

2020년 8월에 식품의약품안전처는 디지털 치료기기 허가심사 가이
드 라인을 발표하면서, 디지털 치료제에 대한 정의, 판단기준, 판단사
례, 허가 시 제출하는 기술 문서의 작성방법과 제출자료 범위 등에 관
한 내용들을 제시했다. 이후 식약처는 지속적으로 맞춤형 기술지원을
위한 개별 디지털 치료제에 특화된 가이드 라인들을 수립하여 제공하
고 있다. 먼저 디지털 치료기기 허가심사 가이드 라인의 주요 내용은
다음 표와 같이 정리가 가능하다.

적응증별로 디지털 치료제 안정성 · 성능 평가 및 임상시험 계획서
작성 가이드 라인은 현재 불면증 개선, 알코올 사용 장애 개선, 니코틴
사용 장애 개선, 우울장애 개선, 공황장애 개선의 5종이 배포되었다.
이 가이드 라인에는 제품 설계부터 제품화에 필요한 안전성, 성능 평
가항목, 임상시험 계획서 작성 시 고려사항 및 예시 등이 있다.

**〈표 5-9〉 적응증별 디지털 치료제 안정성 · 성능 평가 및
임상시험 계획서 작성 가이드 라인**

가이드 라인명	제정일
불면증개선 디지털 치료기기 안전성 · 성능 평가 및 임상시험계획서 작성 가이드 라인	'21. 12
알코올 사용 장애 개선 디지털 치료기기 안전성 · 성능 평가 및 임상시험계획서 작성 가이드 라인	'21. 12
니코틴 사용 장애 개선 디지털 치료기기 안전성 · 성능 평가 및 임상시험계획서 작성 가이드 라인	'21. 12

공황장애 개선 디지털 치료기기 안전성 · 성능 평가 및 임상시험계획서 작성 가이드 라인	'22. 12
우울장애 개선 디지털 치료기기 안전성 · 성능 평가 및 임상시험계획서 작성 가이드 라인	'22. 12

※ 출처 : 식품의약품안전처

그 외 디지털 치료제와 관련하여 준수해야 할 가이드 라인들로는 '의료기기 소프트웨어 허가 · 심사 가이드 라인, 빅데이터 및 인공지능 기술이 적용된 의료기기의 허가 · 심사 가이드 라인, 의료기기 사이버 보안 허가 · 심사 가이드 라인, 혁신의료기기 단계별 심사 가이드 라인, 혁신의료기기 우선심사 가이드 라인' 5개 정도가 있다. 개발하고 있거나 인허가를 취득하고자 하는 디지털 치료제가 가지는 특성과 기능, 구성요소 등을 고려하여 해당하는 가이드 라인을 준수하는 것이 필요하다.

의료기기 소프트웨어 허가 · 심사 가이드 라인(2007. 08 제정. 2019. 09 5차 개정)은 의료기기 소프트웨어의 기술 문서 작성법에 대하여 기술하고, '의료기기 소프트웨어 적합성 확인 보고서', '의료기기 소프트웨어 검증 및 유효성 확인' 자료 등 허가 · 심사 시 제출해야 할 첨부자료를 제시하고 있다. 소프트웨어 자체가 의료기기인 독립형 소프트웨어에 적용하는 가이드 라인을 제시함으로써 소프트웨어 의료기기에 적합한 규제체계를 정립하는 데 의의를 두고 있다고 할 수 있다.

빅데이터 및 인공지능 기술이 적용된 의료기기의 허가 · 심사 가이드 라인(2017. 11 제정, 2019. 10 2차 개정)은 기계학습 방식으로 의료용 빅데이터를 학습하고 특정 패턴을 인식하여 질병을 진단 · 예측하거나 환자에게 적합한 맞춤치료법을 제공하는 의료기기 제품개발에 대비하여 구체적 허가 · 심사 방안을 제시하고 있다. 빅데이터 및 인공지능 기술의 발전 속도에 따라 다양하고 복합적 기능을 가진 진보한 제품들이 등장할 것으로 예상됨에 따라, 현시점에서 개발되어 사용되고 있는 제품 및 등장할 것으로 예상되는 제품들에 대해 의료기기로서의 관리 필요성을 평가하여 의료기기 판단기준과 관리방안을 제시하는 데 그 의의가 있다고 할 수 있다.

의료기기 사이버 보안 허가 · 심사 가이드 라인(2019. 11 제정, 2022. 01 2차 개정)은 의료기기 허가 · 심사 시 사이버 보안이 요구되는 의료기기의 적용 대상을 명확히 하고, 사용자의 건강에 직접적인 영향을 미칠 수 있는 사이버 보안 위협에 대해 적용 할 수 있는 최소한의 권고사항 등이 제시되어 있다.

혁신의료기기 단계별 심사 가이드 라인(2020. 08 제정)은 혁신의료기기 제품개발과 동시에 허가를 위한 자료를 미리 신청하고, 이를 심사함으로써 허가 소요기간 단축, 비용 절감 등의 효과를 얻을 수 있도록 마련되었다. 혁신의료기기에 해당하는 디지털 치료제의 경우 신속한 허가심사를 제공받을 수 있는 체계를 마련하고자 하는 의미가 있다.

혁신의료기기 우선심사 가이드 라인(2021. 10 제정)은 혁신의료기기 우선심사의 정의, 심사 대상, 품목별 심사부서, 우선심사 신청 방법, 제출자료 요건, 허가·심사 단계별 지원 내용 등을 규정하고 있다. 디지털 치료제를 포함하여 첨단기술이 적용된 혁신의료기기의 개발과 신속한 제품화를 지원하는 데 의의를 가진다.

해외 디지털 치료제
주요 가이드 라인

미국과 유럽연합은 인체에 직접 적용되는 의료기기의 특성에 따라, 엄격한 기준을 적용하여 충분히 검증된 제품이 시장에 진출할 수 있도록 규제함과 동시에 체계적인 디지털 치료제 산업육성을 위해 다양한 가이드 라인을 제 · 개정하고 있다.

〈표 5-10〉 미국 및 유럽 디지털 치료제 가이드 라인

국가	가이드 라인명	주요 내용
미국 (FDA)	Off-The-Shelf Software Use in Medical Devices	• 의료기기에서의 기성품 소프트웨어 사용에 대한 가이드
	Information for Healthcare Organizations about FDA'S "Guidance for Industry : Cybersecurity for Networked Medical Devices Containing Off-The-Shelf(OTS) Softwar	• 네트워크를 활용하는 의료기기의 사이버보안에 대한 정보 가이드 라인

국가	가이드 라인명	주요 내용
미국 (FDA)	Guidance for the Content of Premarket Submissions for Software Contained in Medical Devices	• 소프트웨어를 포함하는 의료기기에 대한 시판 전 제출에 대한 가이드 라인
	Deciding When to Submit a 510(k) for a Software Change to an Existing Devi	• 의료기기 내 소프트웨어 변경에 따른 지침 가이드 라인
	Postmarket Management of Cybersecurity in Medical Devices	• 의료기기 사이버보안의 시판 후 관리에 대한 가이드 라인
유럽	Guidance on Cybersecurity for medical devices	• 의료기기 사이버보안에 대한 가이드 라인

※ 출처 : 식약처_우울장애 개선 디지털치료기기 안전성 · 성능 평가 및 임상시험계획서 작성 가이드 라인

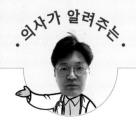

'디지털 치료제' 이야기 5

Q. 디지털 치료제 인허가 전문가(CRO)가 될 수 있을까요?

CRO(Clinical Research Organization)는 임상시험 및 의료 연구에 특화된 전문 기업이며, 의료기기나 약물 등의 개발과정에서 다양한 역할을 수행합니다. 기업들이 임상시험에 대한 전문적인 지식이 없고, 전문 부서를 운영하기가 어려운 경우에, CRO 업체를 사용하게 되는데, CRO 업체는 디지털 치료제 개발과정에서도 식약처 승인을 위해 필요한 다양한 역할을 수행합니다. 하지만 디지털 치료제가 아직 초기이고, 최근 CRO 업체들도 이를 학습하고, 정립하는 중입니다. CRO 업체는 의료기기 개발과정에서 주로 다음과 같은 역할을 하고 있습니다.

임상시험 설계 전 문서 검토

1. GMP 인증 검토 : CRO는 디지털 치료제의 생산과정에서 GMP 규정을 준수하는지 확인하기 위해 생산 시설 및 생산 절차를 검

토합니다. 이는 제조 및 품질 관리 절차, 시설과 장비의 적합성, 제품의 품질 보증 등을 포함합니다. GMP 인증 검토를 통해 디지털 치료제의 생산과정이 규정을 충족하고 안전한 제품을 제공할 수 있는지 확인됩니다.

2. 기술 문서 검토 : CRO는 디지털 치료제와 관련된 다양한 기술 문서를 검토합니다. 이는 제품 설계, 개발 및 제조에 대한 기술적인 측면을 다루는 문서들을 포함합니다. CRO는 문서의 일관성, 완결성, 정확성 및 규정 준수 여부를 평가하여 제품의 품질과 안전성을 보장하는 데 도움을 줍니다.

3. SOP(Sandard Operating Procedure) 작성 및 검토 : CRO는 GMP 인증 및 기술 문서 작성에 필요한 SOP를 작성하거나 검토할 수 있습니다. SOP는 생산과정, 검사 절차, 품질 관리 등의 표준화된 운영 절차를 정의하는 문서입니다. CRO는 SOP의 적절성과 규정 준수를 검토하여 제품의 품질과 안전성을 향상시키는 데 기여합니다.

4. 문서 관리 및 보고 : CRO는 GMP 인증 및 기술 문서의 관리와 보고를 담당합니다. 이는 문서의 버전 관리, 변경 관리, 보고서 작성 및 제출 등을 포함합니다. CRO는 문서의 정확성과 일관성을 유지하고, 규정에 따른 보고 요구사항을 충족시키는 데 주력

합니다.

임상시험 설계 및 진행

1. 임상시험 디자인 : CRO 업체는 디지털 치료제의 임상시험 계획을 수립하고 설계합니다. 이는 시험 대상자 선정, 시험 기간, 관찰 지표 등을 포함합니다.

2. 모니터링 : CRO 업체는 임상시험의 진행 상황을 모니터링하고, 시험 사이트에서 수행되는 모든 활동을 감독합니다. 데이터의 정확성과 무결성을 확인하며, 시험의 윤리적 준수와 규정 준수를 검토합니다.

3. 데이터 관리 : CRO 업체는 임상시험에서 수집된 데이터를 관리합니다. 데이터의 수집, 정리, 분석, 보고서 작성 등을 담당하며, 품질 관리와 데이터의 안전한 보관을 보장합니다.

4. 통계적 분석 : CRO 업체는 임상시험 데이터를 통계적으로 분석하여 결과를 해석합니다. 이는 디지털 치료제의 효과와 안전성을 평가하는 데 중요한 역할을 합니다.

THE DOCTOR
TOLD ME

의사가
알려주는
디지털
치료제

06

 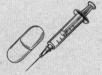

DIGITAL
THERAPEUTICS

디지털 치료제
산업동향

디지털 치료제
산업특성

　4차 산업혁명 패러다임의 변화 속에서 디지털 치료제 시장 성장에 대한 기대감이 높아지고 있는 상황에서 코로나19로 인한 비대면 경험이 디지털 치료제 시장의 확대를 촉발하고 있는 상황이다. 이러한 추세에 편승하여 최근 유럽과 미국 등에서 디지털 치료제 비용을 보장하는 보험회사가 등장하면서 산업 성장을 위한 기반도 마련되고 있다. 미국에서는 2022년 기준 민영보험회사 Highmark와 SelectHealth가 디지털 치료제 9종에 대한 보험보상을 결정하였으며, 독일 정부도 디지털 치료제 8종이 보험 회사로부터 보상이 가능하도록 인증했다. 영국과 미국도 각각 3종과 1종의 디지털 치료제에 대한 보험보상 승인과 급여 대상 선정을 한 상황이다. 이처럼 산업기반이 빠르게 조성되면서 디지털 치료제 개발과 투자가 급격하게 증가하고 있으며, 독일을 중심으로 한 유럽연합과 미국은 정부 차원에서의 디지털 치료제 산업육성을 위해 의료 서비스 디지털화를 위한 제도개선과 자금지원 등을 하고 있다.

현재 전 세계 디지털 치료제 사업은 미국을 축으로 한 북미지역이 중심을 이루고 있다. 2020년 기준 북미지역에서 디지털 치료제 사용자는 810만 명 수준이며, 디지털 치료제 기업의 약 53.2%가 북미지역에 있다.

〈표 6-1〉 글로벌 디지털 치료제 기업 분포(좌) 및 지역별 디지털 치료제 사용자 현황(단위 : 백만 명)(우)

지역	비중	지역	2020	2021	2022	2023	2024	2025
북미	53.2%	북미	8.1	13.5	25.9	49.3	81.4	133.7
유럽	29.9%	유럽	6.4	12.0	22.9	44.2	82.0	160.3
아시아	12.4%	아시아	3.9	9.7	20.9	40.2	83.2	171.0
남미	1.5%	남미	0.6	1.0	2.1	4.5	9.3	20.0
중동	1.5%	기타	3.4	7.8	18.4	39.7	80.0	167.3
오세아니아	1.5%							

※ 출처 : 3세대 신약 디지털 치료제의 투자동향과 미래 전략, 2023, 삼정KPMG 자료 재구성

디지털 치료제
시장동향 및 전망

　글로벌 디지털 치료제 시장은 2022년 38.8억 달러 규모로 예상되며, 연평균 20.5% 성장하여 2030년 173.4억 달러 규모에 이를 것으로 전망되고 있다.

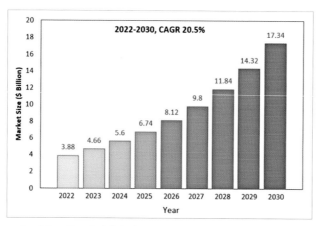

● [그림 6-1] 글로벌 디지털 치료제 시장 규모 전망 (2022~2030)
　※ 출처 : 디지털 치료제 산업 동향 및 전망, 2022, 국가생명공학정책연구센터

2021년을 기준으로 전 세계에서 디지털 치료제 시장규모가 가장 큰 지역은 미국 (41.5%)이나, 시장 성장률 측면에서는 아시아 · 태평양 지역이 가장 빠르게 성장할 것으로 예측되고 있다. 디지털 치료제 시장의 주요 성장요인으로는 암 · 당뇨와 같은 만성 질환의 유병률 증가, 노령 인구의 증가, 정부의 예방 의료에 대한 관심 증가 등이 꼽히고 있다.

디지털 치료제 시장에서 판매경로별 시장을 살펴보면 B2B 시장은 연평균 28.2% 성장하여 2025년 63억 3,940만 달러 규모에 이를 것으로 전망되며, B2C시장은 연평균 14.3% 증가해 2025년에는 약 5억 6,520만 달러에 이를 것으로 전망되고 있다. 이는 대부분의 디지털 치료제가 치료목적으로 사용되기 때문에, 처방을 통해 판매가 이루어지는 특성이 반영된 것으로 분석되고 있다.

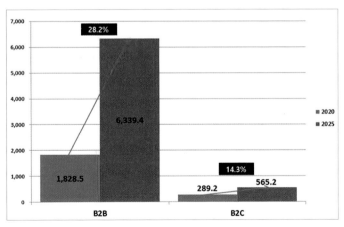

● [그림 6-2] 세계 디지털 치료제 판매경로별 시장 전망 (단위: 백만 달러)
※ 출처 : 디지털 치료 시장, 2021, 연구개발특구진흥재단

실제로 디지털 치료제 시장은 용도에 따른 시장규모 전망을 보면 2025년 치료 및 관리 시장은 54억 3,310만 달러, 예방 시장은 14억 7,150만 달러에 이를 것으로 나타나고 있다.

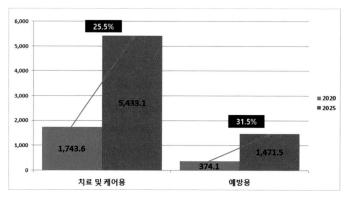

● [그림 6-3] 세계 디지털 치료제 용도별 시장 전망 (단위: 백만 달러)
※ 출처 : 디지털 치료 시장, 2021, 연구개발특구진흥재단

질환별로 디지털 치료제 시장을 보면 당뇨병 관련 디지털 치료제 시장이 2027년까지 연평균 20.5% 성장하여 약 32억 7,374억 달러 규모로 가장 큰 비중을 차지할 것으로 전망되고 있다. 반면에 성장률 측면에서는 비만 관련 디지털 치료제 시장이 연평균 23.2%로 가장 빠르게 성장할 것으로 예상되고 있다.

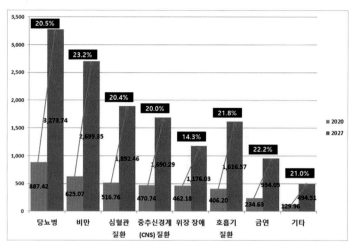

- [그림 6-4] 세계 디지털 치료제 질환별 시장 현황 및 전망 (단위 : 백만 달러)
  ※ 출처 : 디지털 치료 시장, 2021, 연구개발특구진흥재단

국내 디지털 치료제 시장은 2027년까지 연평균 23.2% 성장하여 2억 437만 달러 규모에 달할 것으로 전망되고 있다.

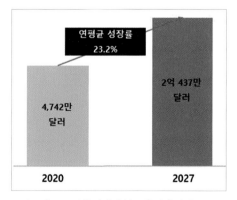

- [그림 6-5] 국내 디지털 치료제 시장 전망
  ※ 출처 : 디지털 치료 시장, 2021, 연구개발특구진흥재단

질환별로 보면 국내 디지털 치료제 시장도 당뇨병 관련 시장이 가장 큰 규모(27년 5,316만 달러)를 차지할 것으로 전망되며, 비만 관련 시장이 연평균 26%로 가장 빠르게 성장할 것으로 예상되고 있다.

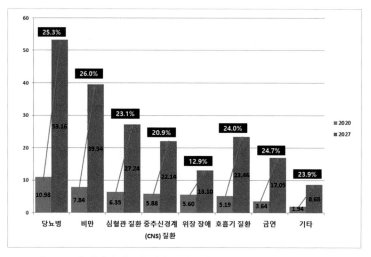

● [그림 6-6] 국내 디지털 치료제 질환별 시장 현황 및 전망 (단위 : 백만 달러)
※ 출처 : 디지털 치료 시장, 2021, 연구개발특구진흥재단

디지털 치료제
주요 기업동향

글로벌 시장의 주요 디지털 치료제 개발사로는 미국의 'Pear Therapeutics, 'Akili Interacitve', Click Therapeutics, Welldoc, 일본의 CureApp, 프랑스의 Voluntis 등이 꼽히고 있다. 디지털 치료제 관련 기업은 대부분 스타트업이라는 특징이 있으며, 다국적 제약사의 투자와 협업을 통해 제품개발을 가속화하고 있는 상황이다.

국내에서는 벤처기업 및 스타트업 기업들을 중심으로 디지털 치료제 개발이 진행되고 있다. 주요 기업으로는 2023년 2월 식약처로부터 국내 1호 디지털 치료제로 승인받은 에인메드(솜즈)을 중심으로 웰트, 뉴냅스, 라이프시맨틱스 등이 있다. 또한 한독, SK바이오팜, 한미약품 등 국내 주요 제약사들도 디지털 치료제에 투자를 가속화하면서 시장 진출을 모색하고 있는 상황이다.

〈표 6-2〉 글로벌 주요 디지털 치료제 기업 동향

기업명	동향
Pear Therapeutics (미국)	▶ 주요 제품 • reSET : 약물 중독 치료앱 • reSETO : 오피오이드 중독 치료용 앱 • Somryst : 성인 만성 불면증 치료용 앱 • Pear-004 : 조현병 치료용 앱 • Pear-006 : 다발성경화증의 우울 증상 치료제, 개발 중 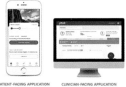 PATIENT-FACING APPLICATION CLINICIAN-FACING APPLICATION ▶ 2017년 **FDA 최초 승인을 받은 reSET을 개발**함 ▶ 2018년 03월 Novartis(스위스)와 조현병, 다발성경화증 등을 위한 디지털 치료제 연구개발을 위한 임상개발 및 상용화 협력 체결 ▶ 2018년 04월 Sandoz(Novartis 자회사)와 'reSET' 개발 기술을 활용하여 'reSET-O' 연구개발 및 reSET, reSET-O의 마케팅 · 상업화를 위한 협력 체결 ▶ 2019년 10월 Sandoz의 핵심 사업 집중을 위해 공동 프로모션 중단 및 상업화에 대한 단독 책임을 Pear Therapeutics에 다시 이전함 ▶ 2021년 03월 271백 만 달러 규모 시리즈 D 투자 유치를 완료함 ▶ 2021년 06월 기업인수목적회사(SPAC)인 Thimble Point Acquisition와 합병함 • 인수금액 : 1,320.2 백만 달러 • 2021년 12월 나스닥에 상장함(2021년 기준 기업가치 약 2조 원) ▶ 2023년 **기업 가치 2조 원에서 700억으로 낮아짐** • FDA 허가 후 5년이 넘었지만 페어 테라퓨틱스의 디지털 치료 기기는 여전히 미국 내 일부 공공·민간 보험사들에서만 제한적으로 보험 적용 • 의사 · 환자에게 익숙치 않은 처방 과정

기업명	동향
Akili Interacitve (미국)	▶ 주요 제품 • EndeavorRX : 아동 ADHD 치료용 비디오 게임 • AKL-T02 : 자폐증 치료용 비디오 게임, 개발 중 • AKL-T03 : 우울증 치료제, 개발 중 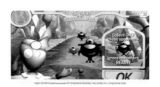 ▶ 2019년 03월 일본 제약사 Shiohogi와 EndeavorRX, AKL-T02 등의 일본·대만 시장 진출을 목표로 전략적 제휴 체결 • Shiohogi는 해당 치료제에 대해 독점 개발 및 판매권을 취득하고 2,000만 달러 계약금을 투자, 차후 개발 및 상업화 성과에 따라 최대 1억 500만 달러 추가 지급 및 매출액에 따른 로열티도 지급 예정임 ▶ 2020년 06월 미국 식품의약처는 게임형 디지털 치료제 엔데버(EndeavorRx) 승인 • 소아기의 주의력 결핍 과잉행동장애 ADHD 환아의 주의력 결핍을 개선하기 위한 태블릿용 비디오게임 ▶ 2021년 01월 기업인수목적회사(SPAC)인 Social Capital Suvertta Holdings I 와 합병 • 인수금액 : 577.2 백만 달러 • 2022년 08월 나스닥에 상장함 ▶ 2021년 05월 2억 7천 9백만 달러 규모 시리드 D 투자 유치 완료함

기업명	동향
Click Therapeutics (미국)	▶ 주요 제품 • Clickontine : 개인 맞춤형 금연 계획, 흡연 욕구 억제, 상듬 등 금연 앱) • Clickadian : 불면증 치료 프로그램 • CT-152 : 우울증 치료 프로그램 • CT-132 : 편두통 환자의 월 증상 빈도수 감소 효과가 있는 치료제) ▶ 2020년 09월 Boehringer Ingelheim(독일 제약회사) 'CT-155' 개발을 위해 파트너십을 체결함 • Boehringer Ingelheim은 디지털 치료제의 전 세계 상업화를 지원할 예정으로, Click Therapeutics에 일정 계약금, 연구개발 지원금, 임상·승인·사업화 관련 마일스톤(단계별 기술료)을 지급할 계획임 ▶ 2021년 02월 Otsuka(일본 제약회사)와 'CT-152' 개발 및 상업화에 대한 라이선스 계약을 체결함 • Otsuka는 개발비용으로 약 2,000만 달러 투자, 추후 개발 진전에 따른 성공 보수 1,000만 달러, 출시 후 매출에 따른 성공 보수 최대 2억 7,000만 달러 추가 투자 예정임 ▶ 2021년 10월 5,200만 달러 규모의 시리즈 B 투자 유치 완료 • HIG 바이오헬스파트너스와 엑셀메드파트너스가 이번 투자를 주도했으며, 이 외에도 사노피벤처스, K2 헬스벤처스 등이 투자에 참여
Welldoc (미국)	▶ 주요 제품 • BlueStar : 1형·2형 당뇨병 예방 관리 앱 ▶ 2016년 03월 49백만 달러의 시리즈 B 투자 유치 완료 ▶ 2019년 11월 Astellas(일본 제약회사)와 아시아 전역에서 'Bluestar'를 공동 개발 및 상용화하기 위한 전략적 제휴를 체결함 • Astellas로부터 1,500만 달러 계약금을 지급 받았음 ▶ 2020년 6월 'BlueStar' 당뇨병 치료용 SaMD의 최초 FDA 인가를 취득함

기업명	동향
CureAPP (일본)	▶ 주요 제품 • CureApp SC : 니코틴 중독 치료 등 금연 앱 • CureApp HT : 고혈압 치료 보조용 앱 ▶ 2020년 10월 193백만 달러의 시리즈 G 투자 유치 완료 ▶ 2020년 11월 'CureApp SC' **보험급여(수가)를 적용**을 결정함 ▶ 2022년 04월 'CureApp HT' 의료기기 규제 승인(일본 후생노동성) 후, ▶ 2022년 09월 **보험급여(수가)를 적용**을 결정함
Voluntis (프랑스)	▶ 주요 제품 • Insulia : 2형 당뇨병 치료를 위한 인슐린 투여 용량 계산 및 조절 앱 • Oleena : 암·항암치료 증상 자가관리 및 원격 모니터링 앱 ▶ 2015년 07월 AstraZeneca(영국계 다국적 제약회사), 미국 NCI(국립암연구소)는 백금 민감성 재발성 난소암 환자를 위한 디지털 치료제 'eCO' 개발을 위한 파트너십을 체결함 • 2018년 08월 eCO의 임상평가를 위해 협업 연장 계약을 체결함 ▶ 2017년 03월 Sanofi(프랑스 제약회사)와 'Insulia'의 비독점 계약을 체결, 북미·유럽 지역 내 런칭을 지원받을 계획임 ▶ 2020년 03월 Bristol Myers Squibb(미국 제약회사)와 'Theraxium Oncology'를 활용, 의료기관이 원격으로 환자를 모니터링하고 환자가 스스로 증상을 관리할 수 있도록 돕는 디지털 치료제 공동 개발 협력을 체결함 • Theraxium Oncology : Voluntis의 암 증상을 관리하는 디지털 치료 솔루션 플랫폼 ▶ 2021년 06월 Aptar Group(미국 약물전달 장치 제조 및 패키징 전문기업)에 인수됨 • 인수금액 : 59.9백만 달러 ▶ 2022년 2월 Odysight 개발업체인 Tilak Healthcare와 암 환자를 위한 시력검사 솔루션을 개발을 위한 파트너십을 체결함 • 파트너십을 발표한 두 회사는 Tilak의 모바일 앱과 Voluntis의 약물제조 플랫폼을 결합, 암 환자의 시력검사 솔루션을 제공할 계획임

⟨표 6-3⟩ 국내 주요 디지털 치료제 기업 현황

단계	기업명	서비스 명	기업 현황
확증 임상	에임 메드 (매출액 226억 원)	솜즈 (Somzz) : 불면증 치료	• 인지행동치료 기반의 불면증 디지털 치료기기 '필로우Rx' 확증 임상시험을 진행 불면증 치료제 앱 솜즈(Somzz) • 2021년 시리즈 A라운드, 180억 (제1호 사모투자 합자회사(한국투자PE, 한화자산운용이 조성), TS 인베스트먼트) • **2023년 2월 15일 식약처로부터 디지털 치료제 승인**
	웰트 (매출액 7억)	필로우R x : 불면증 치료	• 인지행동치료 기반의 불면증 디지털 치료기기 '필로우Rx' 확증 임상시험을 진행 중이며, 필로우Rx에 대한 다기관, 무작위배정, 이중맹검, sham 대조군 방식의 확증 임상시험을 진행 중이며, 웰트 아이를 웨어러블 기기에서 수집되는 수면 데이터와도 융합할 계획 필로우 Rx 화면 • 2016년 시드, 2018년 시리즈A를 통해 30억 원 • 2021년 시리즈B를 통해 60억 원 • 2021년 **한독은 웰트에 30억 원 지분 투자하여 알코올 중독과 디지털 치료제 공동 개발에 대한 전략적 협약 계약 체결** • 2022년 1월 50억 원의 투자금율 포함해 누적 140억 원의 자금을 유치 • 필로우Rx 이외에 웰트에서 개발중인 PIPELINE은 섭식장애, 알코올 중독, 근감소증을 대상으로 하는 디지털 치료제를 개발하고 있으며, 아직 연구, 개발 중인 상태

단계	기업명	서비스 명	기업 현황
확증 임상	뉴냅스	뉴냅비전 : 뇌손상 시야장애 개선	 뉴냅비전 훈련 개념도
		비비드 브레인 : 뇌질환 시야장애 개선	• 2017년 12월, 시드 투자, 엔텔스와 컴퍼티케이파트너스 • 2019년, 시리즈 A 라운드, 50억(컴퍼니케이파트너스, KTB네트워크, 케이투인베스트먼트) • (파이프 라인) : 뇌질환 외 시야장애, 인지 장애, 간질, 뇌졸중 이후 우울, 통증, 의식 장애 등
	라이프 시맨틱스 (매출액 28억)	레드필 숨튼 : 호흡 재활	 레드필 숨튼 • 만성폐쇄성폐질환(COPD), 천식, 폐암 환자의 호흡 재활치료 • 2016년 8월, 시리즈 A라운드, 42억 • 2017년 8월~2018년 6월 시리즈 B라운드, 100억 • 2021년 3월 코스닥 상장

단계	기업명	서비스 명	기업 현황
확증 임상	하이 (매출액 8억)	엥자이렉스 : 범불안 장애치료	• 불안장애는 모든 정신질환 중 우울증과 함께 가장 높은 유병률을 보이는 질환 해외에서는 여러 기업들이 **불안장애 디지털 치료제 개발에 뛰어들고 있지만 국내에서는 하이가 유일함(강남세브란스병원과 개발 진행)** 엥자이렉스 : 범불안장애치료 • 2017년 엔젤(개인) 투자 14억 • 2020년 10월 시리즈 A 21억 원 • 2022년 11월 시리즈 B 75억 원(시리즈B 펀딩에는 기존 투자사인 KB증권, KB인베스트먼트, 캡스톤파트너스가 참여했으며 CJ인베스트먼트, 진앤파트너스가 참여) • 누적 투자금액(2022년 11월 기준, 115억 원)
	쉐어앤 서비스 (매출액 : 2.2억)	이지브리드 : 호흡 질환	이지브리드 • 2021년 10월 MYSC와 경남창조경제혁신센터가 공동으로 운용하는 '경남청년임팩트투자펀드'와 BUH로부터 시드 투자를 유치한 후 **팁스 주관사인 BUH의 추천으로 연이어 팁스에 선정돼 2년간 약 5억 원의 기술연구자금**을 확보

단계	기업명	서비스 명	기업 현황
탐색 임상	마인즈 에이아이 (매출액 : 2.7억)	치유 포레스트 (CHE EU. Forest) : 우울증 스트레스 관리	• 2021년 8월 시리즈 A 투자 17억 원 • 치유포레스트는 주요우울장애 환자를 대상으로 어린 시절 상처극복하기, 자살충동 제어하기, 마음 헤아리 기 이론과 변증법적 행동치료이론 등의 내용을 바탕 으로 한 가상현실 기반 정서장애치료 소프트웨어 • 마인즈에이아이는 바이오마커 기술과 AI 기술의 융합 을 기반으로 하는 정신건강 서비스 및 디지털 치료기 기를 개발
	테크 빌리지 (매출액 : 5억)	Rehab Ware : 재활치료 솔루션	• 만성 뇌졸중 환자의 상지재활치료
	에스 알파테 라퓨틱스	SAT-001 : 소아근시 억제	• 모바일 게임 형식을 통해 소아근시를 억제
	에프앤아이 코리아	알코테라 : 알코올 중독 치료	• 에프엔아이 코리아는 모바일 앱과 가상현실 앱의 혼 합치료를 목표 • 2022년 하반기 확증 임상 계획
		니코테라 니코틴 중독 치료	

디지털 치료제
투자 동향

 해외 디지털 치료제 시장의 투자 트렌드는 ① 빅파마를 중심으로 한 적극 투자, ② 유관기업의 M&A 시장 진출, ③ SPAC 합병을 통한 상장 지원의 3가지 특징을 보이고 있다. 노바티스, 오츠카제약 등 글로벌 주요 빅파마는 디지털 치료제 시장의 성장세에 주목, 개발사와 협력을 통해 미래 성장동력 확보하기 위해 노력하고 있다. 또한 의료기기 전문기업 등 유관기업이 사업 다각화를 위해 디지털 치료제 M&A 시장에 진출하는 모습을 보이고 있으며, 디지털 치료제 기업의 잠재력에 주목하여 개발사의 상장을 지원하는 SPAC (기업인수목적회사) 합병도 등장하는 상황이다.

 국내 디지털 치료제 시장에서의 투자 트렌드는 ① 제약사의 투자 개시, ② 인프라 구축을 위한 통신사의 시장 진출, ③ 전통 바이오 시장에 집중하던 VC · PE의 관심 증가와 같은 3가지 특징을 보이고 있다. 글로벌 빅파마 대비 다소 뒤늦기는 했으나, 한독, 한미약품 등 국내 제약사들이 디지털 치료제 시장 진출을 위한 투자 가속화가 시작되었다. 또한 KT, SKT 등 국내 통신사는 대학병원과 손을 잡고 디지털 치료제 인프라 구축 및 시장 선점 기회를 모색하고 있으며, 국내 VC · PE는 전통 바이오 산업의 난관에 따라 성장세가 전망되는 디지털 치료제 기업을 새로운 투자처로 고려하기 시작했다.

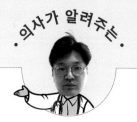

의사가 알려주는

'디지털 치료제' 이야기 6

Q. 디지털 치료제 투자자가 알아야 할
좋은 기업 고르는 팁이 있을까요?

투자자가 디지털 치료제를 개발하는 유망한 스타트업을 선별하기 위해 고려해야 할 몇 가지 알아야 할 요소가 있습니다.

1. 구성원 및 팀의 전문성을 보자 : 디지털 치료제를 개발하는 스타트업의 핵심은 팀입니다. 디지털 치료제는 의학, 공학, 데이터 등이 융합되어 있는 분야이기 때문에 어떠한 기술을 가진 팀원으로 구성되어 있는지가 매우 중요합니다. 팀 멤버들의 경력, 전문성, 백그라운드, 업무 경험 등을 평가해야 합니다. 팀원들이 해당 분야에서 충분한 지식과 기술을 보유하고 있는지, 혁신적인 아이디어와 실행력을 갖추고 있는지 등을 고려해야 합니다.

2. 제품의 차별성과 혁신성을 보자 : 투자할 스타트업의 디지털 치

료제 제품이 기존 시장에서 차별화되고 혁신적인지를 평가해야 합니다. 경쟁력 있는 기술, 독특한 알고리즘, 특허 등을 보유한 제품은 향후 시장에서 성공할 가능성이 높습니다. 우선 효과적인 치료 기능이 있는지 확인하여야 합니다. 디지털 치료제는 특정 질병이나 증상에 대해 효과적인 치료 기능을 제공해야 합니다. 이는 기존의 치료 방법과 비교하여 더 나은 결과를 보여줄 수 있는 것을 의미합니다. 제품이 실제로 환자들에게 긍정적인 치료 효과를 제공할 수 있는지가 중요한 평가 요소입니다. 다음은 개인화된 접근: 디지털 치료제는 개인의 상황과 요구에 맞게 맞춤형 접근을 제공할 수 있어야 합니다. 환자의 개인정보, 건강 상태, 선호도 등을 고려하여 개인 맞춤형 치료를 제공하는 기능을 갖추어야 합니다. 이는 개인의 특성을 고려한 정확한 진단과 치료 계획을 제공하는 것을 의미합니다. 또한 사용자 경험과 편의성도 체크 해봐야 하는 요소입니다. 제품은 사용자에게 편리하고 쉬운 사용 경험을 제공해야 합니다. 직관적인 사용자 인터페이스, 적절한 기기 호환성, 사용자 친화적인 기능 등을 갖추어야 합니다. 사용자가 쉽게 제품을 활용하고 효과적인 치료를 받을 수 있도록 해야 합니다. 가장 중요한 부분으로 꼽을 수 있는데, 데이터 기반 의사 결정 지원을 살펴볼 수 있는 눈을 가져야 합니다. 디지털 치료제는 데이터를 수집하고 분석하여 의사 결정을 지원해야 합니다. 환자의 건강 상태와 치료 결과에 대한 정량적인 데이터를 수집하고, 이를 분석하여 의사나 환자에게 중요한 정보를 제공하는 기능을 가져야 합니다. 마지막으로 확장성과 유연성이 얼마나 되는지 살펴봐야 합니다. 좋은 디지털 치료제는 다양한 환경과 플랫폼에서 활용할 수 있는 확장성과 유연성을 가져야 합니다. 다양한 기기나 운영체제에서 작동 가능하며, 필요에 따라 쉽게 업그레이드하거나 개별적인 설정을 변경할 수 있어야 합니다.

3. 해당 시장의 크기와 성장 잠재력을 보자 : 투자할 스타트업이 공략하고 있는 시장의 크기와 성장 잠재력을 평가해야 합니다. 모바일 앱, 웨어러블 기기, 인공지능, 빅데이터, 초거대 인공지능 언어모델 관련 시장의 수요와 성장률, 경쟁 상황, 주요 동향 등을 조사하여 시장이 향후 제품이 출시될 몇 년 안에 지속적으로 성장할 수 있는지를 판단해야 합니다.

4. 보유한 임상 데이터와 검증 결과를 보자 : 스타트업이 이미 수집한 임상 데이터와 검증 결과를 검토해야 합니다. 품질 좋은 데이터와 신뢰할 수 있는 검증 결과는 제품의 효과와 안전성을 입증하는 데 중요한 역할을 합니다.

5. 비즈니스 모델과 수익성을 보자 : 투자할 스타트업의 비즈니스 모델과 수익성을 평가해야 합니다. 수익 모델, 가격 정책, 유료 구독 모델 등이 지속적인 수익을 창출할 수 있는지 확인해야 합니다.

6. 투자자와의 신뢰와 권한 부여 정도를 보자 : 투자자와 스타트 업 간의 신뢰 관계와 권한 부여도 중요합니다. 투자자가 스타트 업에게 어떤 지원을 제공할 수 있는지, 투자자와 스타트업 간의 비전과 가치가 일치하는지를 고려해야 합니다.

Q. 디지털 치료제를 처방받으려면 의사의 처방이 필요한가요? 아니면 개인적으로 구매할 수 있나요?

제품의 목적	건강상태 관리	장애 또는 질병의 관리 및 예방	약물치료 최적화	질병 치료
제품 위험성, 효능 검증	규제기관 재량 (명시적 감독 없음)	효능, 안전성에 대해 규제기관 등 국가기관의 검증 필요		
의학적 장애 또는 질병 관련 주장범위	장애 또는 질병 관련 주장 없음	낮음-중간단계 (예: 질병 진행 속도를 늦춤)	중간 - 높음 단계 (예: 보조요법의 효능 향상)	중간 - 높음 단계 (임상 결과에 대한 직접적인 효능 주장)
임상적 근거	임상시험과 지속적 근거창출 필요			
구매 방식	환자 직접 구매(DTC) (처방 불필요)	일반의약품 (Over the Counter) 또는 의사 처방 필요		의사 처방 필요
타 치료와의 관계	독립적 사용 또는 다른 약제 간접 지원	단독 투여 또는 병용 투여	병용 투여	단독 투여 또는 병용 투여

● [그림 6-7] 디지털 치료제 제품군 분류
※ 출처 : DTA, 2018

Digital Therapeutics Alliance(DTA)에 따르면 디지털 치료제 는 ① 질병 치료 ② 질병 관리 ③ 건강 기능 개선으로 나뉩니다. ① 은 의사의 처방을 통해서만 구매할 수 있지만 ②, ③은 의사의 처방을 받지 않아도 구매할 수 있다. 즉 의사의 처방을 받지 않아도 사용할 수 있는 디지털 치료제가 다수 존재합니다. 페어 테라퓨틱스(Pear therapeutics)의 reSET, reSET-O, Somryst 그리고 Akili의 Endeavor 등은 FDA의 치료목적으로 승인을 받아 처방이 가능한 디지털 치료제입니다.

하지만 의사가 디지털 치료제를 처방하면 환자가 이를 받아들일지도 문제입니다. 약이 아닌 앱 또는 게임을 처방할 경우 환자가 이를 이해하고 병원 밖에서도 활용할지 확실하지 않습니다. 비만한 환자가 내원한 경우를 가정해보면, 이들은 식이조절, 운동 등 생활습관 교정에도 불구하고 체중감량에 실패한 경우가 많습니다. 이들에게 약 또는 수술이 아닌 식이/운동 조절을 돕는 디지털 치료제를 처방한다면 환자들이 만족할지 의문입니다. 아울러 디지털 치료제를 처방받은 환자가 꾸준히 활용할지에 대한 순응도 문제도 있습니다. 이 때문에 디지털 치료제가 전통적인 약물을 대체하기보다는 기존 치료제와 병행하면서 치료 효과를 향상시키는 보완제로, 필요성을 의사가 판단하여 처방하는 의료보험 수가 안에 자리 잡을 것이라고 예상합니다.

디지털 치료제는 기존의 치료 방법에 비해 비용이 저렴하고, 환자에게 편리하고 효과적인 치료를 제공하고, 동시에 사회적으로 의료비용을 절감하고, 환자의 삶의 질을 향상시킬 수 있습니다. 따라서, 디지털 치료제는 보험수가를 받아야 한다고 생각합니다.

하지만 디지털 치료제가 보험수가를 받기 위해서는 다음과 같은 요건을 충족해야 합니다.

1) 안전성 · 유효성이 입증되어야 합니다.
2) 기존의 치료 방법보다 효과적이어야 합니다.
3) 비용이 저렴해야 합니다.
4) 환자에게 편리해야 합니다.
5) 의료비용을 절감할 수 있어야 합니다.
6) 환자의 삶의 질을 향상시킬 수 있어야 합니다.

Q. 디지털 치료제의 비용은 어떻게 되나요? 보험이 해당 비용을 지원하거나 보장해주나요?

보통 의료기기가 신의료기술의 보험수가 책정은 다음과 같은 과정으로 이루어집니다.

1) 신의료기술평가위원회는 신의료기술의 안전성 · 유효성을 평가합니다.
2) 신의료기술평가위원회가 안전성 · 유효성을 인정한 신의료기술은 건강보험 요양급여대상으로 지정됩니다.
3) 건강보험심사평가원은 지정된 신의료기술에 대한 보험 수가를

책정합니다.

4) 건강보험공단은 책정된 보험 수가를 건강보험 가입자들에게 적용합니다.

신의료기술평가위원회는 보건복지부, 대한의학회, 대한의사협회, 대한병원협회 등 관련 기관의 추천을 받은 전문가들로 구성됩니다. 신의료기술평가위원회는 신의료기술의 안전성·유효성을 평가하기 위해 국내외 문헌을 검토하고, 전문가들의 의견을 수렴합니다. 신의료기술평가위원회가 안전성·유효성을 인정한 신의료기술은 건강보험 요양급여대상으로 지정됩니다. 건강보험심사평가원은 건강보험 요양급여대상으로 지정된 신의료기술에 대한 보험 수가를 책정합니다. 건강보험심사평가원은 신의료기술의 안전성·유효성, 시술방법, 시술시간, 시술비용 등을 고려하여 보험 수가를 책정합니다. 건강보험공단은 책정된 보험 수가를 건강보험 가입자들에게 적용합니다.

2022년 12월, 보건복지부는 디지털 치료기기 수가체계를 마련했습니다. 디지털 치료기기 수가체계는 디지털 치료기기의 원가 수준을 고려하여 개발비용/예상 사용자 수를 나눠 단위당 개발원가를 산정하는 것을 원칙으로 합니다.

디지털 치료기기 수가체계는 다음과 같은 4가지 요소를 고려하여 산정됩니다.

1. 디지털 치료기기의 개발비용 : 디지털 치료기기의 개발비용은 디지털 치료기기를 개발하는 데 소요되는 비용을 말합니다. 디지털 치료기기의 개발비용은 디지털 치료기기의 종류, 난이도, 개발에 투입되는 인력과 시간 등에 따라 달라집니다.

2. 디지털 치료기기의 예상 사용자 수 : 디지털 치료기기의 예상 사용자 수는 디지털 치료기기를 사용할 것으로 예상되는 환자의 수를 말합니다. 디지털 치료기기의 예상 사용자 수는 디지털 치료기기의 대상 질환, 시장 규모, 경쟁 제품의 수 등에 따라 달라집니다.

3. 디지털 치료기기의 효과성 : 디지털 치료기기의 효과성은 디지털 치료기기가 치료 효과를 거둘 가능성을 말합니다. 디지털 치료기기의 효과성은 임상시험 결과, 전문가 의견, 환자의 만족도 등에 따라 평가됩니다.

4. 디지털 치료기기의 안전성 : 디지털 치료기기의 안전성은 디지털 치료기기가 환자에게 안전한지를 말합니다. 디지털 치료기기의 안전성은 임상시험 결과, 부작용 보고, 전문가 의견 등에 따라 평가됩니다.

디지털 치료기기 수가체계는 아직 초기 단계에 있기 때문에 앞으로 개선될 여지가 있습니다. 그러나 현재 진행되는 국내 노력들이 디지털 치료제의 보험 급여를 확대하기 위한 중요한 첫걸음이 될 것으로 기대됩니다.

THE DOCTOR
TOLD ME

 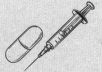

DIGITAL
THERAPEUTICS

디지털 치료제와
보건의료 체계

우리나라의 의료보험 체계
(국가보험과 민영보험)

국가보험(사회보험)은 사회보장을 위해 국가 또는 국가가 위임한 기관이 관리하는 의무가입 형식의 보험을 말하며, 민영보험은 민영기관이 관리하며 개인의 필요에 따라 가입하는 임의가입 형식의 보험을 의미한다. 우리나라는 국민건강보험이 국가보험에 해당하며, 민영보험은 민간보험사의 실손형 의료보험, 정액형 의료보험(질병보험, 상해보험 등)이 있다.

국가보험은 국가별로 운영형태가 상이하며, 미국은 메디케어(Medicare)와 메디케이드(Medicaid), 국가어린이건강보험프로그램(State Children's Health Insurance Program, SCHIP), 군인의료보험(TRICARE), 연방공무원의료혜택(FEHBP), 인디언보험(Indian Health Service) 등으로 운영되고 있다. 메디케어(Medicare)는 65세 이상 노령 인구들에게 제공되는 연방정부가 운영하는 프로그램이며, 메디케이드(Medicaid)는 저소득층에게 제공되는 의료보험 프로그램으로 연방정부가 관할하고 주정부가 실질적인 운영하고 있다.

〈표 7-1〉 미국 국가보험 및 민영보험

구분	국가보험	민영보험
보험관계의 성립	강제가입	임의가입
보험료	평균적 위험이나 소득에 비례해 결정되며 법령으로 정함	개인적 위험의 정도나 개인의 의사에 의해 결정 급여
보험급여*	사회적 적합성(복지) 법령으로 정한 산정방식	개인적 적합성(형평성) 보험수리원칙**
관리체계	국가 또는 국가가 위임한 기관(독점)	민영기관(경쟁체제)

※ 출처 : 국민건강보험과 민간의료보험의 역할 정립을 위한 쟁점,
2017, 보건복지포럼 (2017. 6.) 자료 재구성

---

*   의료보험에서 보험급여는 가입자의 질병 · 부상에 대한 예방 · 치료 등에 대하여 법령 또는 계약이 정하
   는 바에 따라 국민건강보험공단 및 민간보험기업이 현물 또는 현금 형태로 제공하는 서비스를 의미함
** 보험수리원칙(actuarial principle)은 보험료 납부에 비례하여 급여액을 결정하는 소득비례방식을 의미함

우리나라의 국민건강보험은 일반 국민을 대상으로 보편적 건강보
장을 제공하며, 보건복지부 산하 국민건강보험공단과 건강보험심사평
가원이 운영하고 있다. 1977년 도입 이후 12년 만에 보편적 의료보장
제도로 발전하였으며, 2004년 건강보험 재정 흑자 전환 이후 정부는
건강보험의 보장성 강화계획 (고액 중증질환에서의 본인 부담 경감, 소득수준별
본인부담상한제의 적용, 취약계층 의료지원 강화, 4대 중증질환 보장항목 확대와 3대 비
급여 개선)을 중점적으로 추진하고 있다. 2018년에는 문제인 케어를 도
입하여 비급여를 해소하기 위해 비급여를 필수급여, 예비급여, 선별급

여 등으로 세분화하고, 단계적으로 건강보험 내로 편입하는 방향으로 정책이 시행되고 있다.

〈표 7-2〉 우리나라 국민건강보험

구분	주요 내용			
근거 법령	• 헌법 제34조(사회보장 등) 및 제36조(국민보건) • 사회보장기본법 제3조 제2호 • 국민건강보험법 (시행령, 시행규칙 등)			
목적	• 국민의 질병·부상에 대한 예방·진단·치료·재활과 출산·사망 및 건강증진에 대하여 보험급여를 실시함으로써 국민보건을 향상시키고 사회보장을 증진함을 목적으로 하고 있음(국민건강보험법 제1조)			
건강보험 범위	**의료보험** 질병·부상· 출산·사망 등		**건강보험** **예방**·질병·부상· 출산·사망 및 **건강증진**	
특징	**강제 가입** - 국민 상호간 위험 부담을 통한 의료비 해결 목적 실현 - 국민건강보험 제5조(적용대상) '국내에 거주하는 국민' - 강제가입 실효성 확보를 위한 보험료 납부의 강제성 부여	**차등부과(형평부과)** - 사회보험은 사회적인 연대를 기초로 하는 제도 - 소득수준 등 부담능력에 따라 보험료의 차등부과 - 민간보험의 보험료 부과방식과 차이	**균등수혜** - 보험료 부담 수준과 관계없이 의료적 필요에 따라 보험급여 **단기보험** - 1년 단위 회계연도 운영	**국가 책임** - 건강보장은 사회보장의 일종 - 사회보장은 헌법 제34조 제2항에 규정된 국가의 의무이자 법적 책임 - 전체 국민의 가입과 보험료 납부 강제를 위하여 국가 관리
요양급여* 비용 청구 및 지급	• 청구기관 : 건강보험심사평가원 • 지급기관 : 국민건강보험공단			

※ 출처 : 건강보험심사평가원

---

* 의료보험에서 지급하는 보험급여 중 가장 기본적인 급여를 의미하며, ① 진찰·검사, ② 약제 또는 치료재료의 지급, ③ 처치·수술 및 그 밖의 치료, ④ 예방·재활 ⑤ 의료시설에의 수용(입원), ⑥ 간호, ⑦ 이송 등이 포함

민간의료보험의 대표격인 실손의료보험은 질병 혹은 상해로 치료 시 보험가입자에게 발생한 실제 의료비를 보상하는 보험 상품이다. 민영보험인 실손의료보험은 2003년 보험업법 개정을 통해 국민건강보험의 보완형으로 도입되어 운영되고 있으며, 국민건강보험이 보장하지 않는 법정본인부담금(급여본인부담금)과 비급여 영역을 일부 가입자 부담을 제외하고 보장해주고 있다. 시행 초기 실손의료보험은 다른 상품의 특약사항으로 별도 가입이 불가능하였으나, 2013년 1월 1일부터 단독형 실손의료보험 상품 판매가 가능해졌다. 2021년 7월부터는 4세대 실손의료보험이 판매되고 있으며, 4세대 실손의료보험은 비급여 부분에 대해서 개인별 의료 이용량과 연계한 할인할증 방식의 보험료 차등제를 도입하고, 보장구조도 개편되었다.

〈표 7-3〉 민간의료보험(실손의료보험) 보험료 차등제 도입 및 보장구조 개편

구분	주요 내용
보험료 차등제 도입	▶ 개인별 의료이용량과 연계한 할인·할증 방식 보험료 차등제를 도입함 • 비급여 청구 실적 적용 • 매년 재산정 후 차년도 보험료 갱신 반영 • 의료 접근성 제한 최소화를 위한 적용 제외 대상자 선정
보장구조 개편	▶ 급여와 비급여를 주계약과 특약으로 분리·운영 • 비급여에 대한 보험료·보험금 관리 ▶ 상해·질병 구분 및 입·통원 통합 ▶ 자기부담금 상향 조정 • 자기부담률 20·30%(급여·비급여) • 통원공제금액 1·3만 원(급여·비급여) ▶ 재가입주기 단축 (15년-)5년)

※ 출처 : 국민건강보험과 민영건강보험의 역할과 과제, 2022, 보험연구원

국민건강보험과 민간보험의 차이점

국민건강보험과 민간의료보험의 역할과 차이점을 살펴보자. 먼저 급여의 수급권 측면에서 국민건강보험은 법적으로 수급권이 생기지만 민간의료보험은 보험사와의 계약으로 인해 수급권이 생기게 된다. 급여수준에서 보면 국민건강보험은 모든 가입자가 균등하게 급여를 받을수 있지만 민간의료보험은 보험료 납부액에 따라 차등하여 받게 된다.

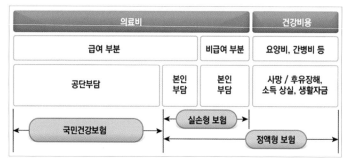

● [그림 7-1] 국민건강보험과 민간의료보험(실손형, 정액형)의 보장범위
　※ 출처 : 국민건강보험과 민간의료보험의 역할 정립을 위한 쟁점, 보건복지포럼
　　(2017. 6.)

따라서 각각의 민간의료보험 보험에서 보장해야 하는 질병과 보장
일수, 보장 금액 그리고 본인 부담에 차이가 있으나, 국민건강보험은
모든 질병에 대해 보장 일수의 차등이 없고 보장 금액에 한도가 없다.

〈표 7–4〉 국민건강보험 및 민간의료보험(실손의료보험) 비교

구분	국민건강보험	민간의료보험(실손의료보험)
급여수급권	법적 수급권	계약적 수급권
급여 수준	균등 급여	보험료 납부액에 따른 차등 급여
보장 대상 질병	• 모든 질병 • 일상생활에 지장이 없는 질환 등 건강보험법상의 비급여 대상은 제외	• 건강보험의 비급여 대상 및 보험약관에서 보장하지 아니하는 질병제외(국민건강보험이 보장하는 비뇨 기계, 정신질환, 치과, 한방, 치질, 임신, 출산 등 제외) • 청약일 전 5년 이내에 발생한 질병 제한
보장 일수	• 제한 없음 • 질병 완치 시까지 보장	• 제한 있음 • 입원 : 발병일로부터 365일 보장(손해보험은 365일 보장 후 180일간 급여 제한), 생명보험은 계약 기간 동안 보장 • 통원 : 발병일로부터 통산 통원 일수 30일(손해보험), 연간 180회(생명보험, 진찰료 발생 기준) • 처방 조제비: 처방전 1건당 연간 180회(생명보험)

구분	국민건강보험	민간의료보험(실손의료보험)
보장 금액	• 한도 없음 • 입원 · 통원비 등 질병 완치 시까지 평생 보장 • 법정 본인부담금이 일정 금액을 초과할 경우 그 초과 비용을 환자에게 돌려주는 '본인부담액 상한제' 실시	• 한도 있음 • 국민건강보험급여를 제외한 본인부담금 중 일부와 비급여 보상(2017년 3월 기준) • 본인부담금+비급여 금액 합계액의 80~90% 보상 • 입원; 연 5000만 원 한도 • 통원; 건당 30만 원 한도 등 ※ 2017년 4월부터 기본형과 특약(도수치료 등)을 별도 구매하는 상품으로 개편
본인부담금	입원 20%, 외래 30~50%	• 입원의료비 : 20%~30% − 상급병실차액료 : 50% − 통원의료비 : 5000~2만 원 − 처방 조제비 : 처방전 1건당 3000원

※ 출처 : 국민건강보험과 민간의료보험의 역할 정립을 위한 쟁점, 보건복지포럼 (2017. 6.)

국민건강보험은 국민건강보험공단이 의료기관에 지불하는 제3자 지불제를 채택하고 있으며, 민간의료보험은 가입자가 의료비를 먼저 지불하고 보험회사가 가입자에게 상환하는 상환제를 채택하고 있다.

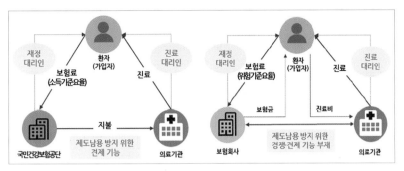

- [그림 7-2] 국민건강보험의 제3자 지불제(左)와 민간의료보험의의 상환제(右)
  ※ 출처 : 국민건강보험과 민영건강보험의 역할과 과제, 2022, 보험연구원

국민건강보험의 급여율은 민간의료보험의 지급률과 비슷한 개념이며, 급여율, 지급률은 보험료 수입액에 대한 보험 급여비 또는 보험금 지출액의 비율로 수치가 높을수록 가입자에게 혜택이 많은 것을 의미한다. 사회보장을 위한 국민건강보험의 급여율은 영리를 목적으로 하는 민간의료보험의 지급률보다 높게 나타나며, 이는 국가보험과 민영보험의 차이점이 명확히 드러나는 부분이다.

〈표 7-5〉 국민건강보험 급여율 및 생명보험사 지급률

구분	국민건강보험 급여율		생명보험사 지급률
	보험료 수입 대비 (국고지원금, 기타 수입 제외)	인구 1인당 급여율 (개인 부담 보험료로 고용주 부담분을 제외)	
2011~2015 5년 평균	104.1 %	173.3 %	55.1 %

※ 출처 : 국민건강보험과 민영건강보험의 역할과 과제, 2022, 보험연구원

국민건강보험 급여율은 보험공단의 보험료 수입대비로는 104.1%로 나타났으며, 인구 1인당 급여율은 173.3% 정도다. 반면에 민간보험 중 생명보험의 지급률은 55.1%로 가입자가 납부한 100만 원의 보험료 중 평균 55만 1000원을 지급하고 있다.

국민건강보험
수가체계

우리나라 국민건강보험은 행위별수가제(fee-for-service)를 채택하고 있다. 건강보험 행위별수가제(fee-for-service)는 의료기관에서 의료인이 제공한 의료 서비스(행위, 약제, 치료재료 등)에 대해 서비스 별로 수가를 정하여 사용량과 가격에 의해 진료비를 지불하는 제도를 뜻하는데, 우리나라는 의료보험 도입 당시부터 이를 채택하고 있다. 여기서 수가라는 것은 의료기관이 건강보험이 적용되는 의료 서비스를 제공하고 환자와 건강보험공단으로부터 받는 총액으로 정의된다. 즉 수가는 환자를 치료하고 받는 진료비를 의미하며, 의료보험이 시작되고 나서 치료비 대부분을 환자 대신 보험이 지불하므로 보험에서 정한 '공정' 진료비로 생각할 수 있다.

국민건강보험은 이러한 행위수가제를 기반으로 하고 있지만 이를 보완하고 의료자원의 효율적 활용을 위해 질병군별 포괄수가제(Diagnosis Related Group Payment System, DRG)와 정액수가제(요양병원, 보건기관 등)도 보완적으로 병행하고 있다. 포괄수가제는 환자가 입원해서 퇴원할 때까지 발생하는 진료에 대하여 질병마다 미리 정해진 금액을 내는 제도를 말하는데, 2013년부터 시행되어 비교적 단순한 일부 외과수술(4개 진료과 7개 질병군)[8]을 대상으로 시행하고 있다. 그리고 정액수가제는 입원환자의 질병, 기능상태에 따라 입원 1일당 정액수가를 적용하는 제도이다. 그 외에 시범사업으로 신포괄수가제도 운영 중이다. 신포괄수가제는 기존 포괄수가제에 행위별 수가제적 성격을 반영한 혼합모형 지불제도로, 입원기간 동안 발생한 입원료, 처치 등 진료에 필요한 기본적인 서비스는 포괄수가로 묶고, 의사의 수술, 시술 등은 행위별 수가로 별도 보상하는 제도이다.

〈표 7-6〉 외래 및 입원 지불제도 및 대상

분류	지불제도	대상
외래	행위별수가제	모든 외래 진료
입원	행위별수가제	7개 질병군 제외 모든 질병군
	7개 질병군 포괄수가제	7개 질병군 (백내장수술, 맹장수술, 항문수술, 편도수술, 탈장수술, 자궁수술, 제왕절개분만)
	일당 정액제	장기요양병원 진료
	신포괄수가제 시범사업(원하는 의료기관·병원만 실시하고 있음)	603개 질병군, 국립중앙의료원, 지역거점공공병원 등 총 98개 기관

※ 출처 : 지불제도의 이해, 건강보험심사평가원

---

8) 안과 : 백내장수술(수정체 수술), 이비인후과 : 편도수술 및 아데노이드 수술, 외과 : 항문수술(치질 등), 탈장수술(서혜 및 대퇴부), 맹장수술(충수절제술), 산부인과 : 제왕절개분만, 자궁 및 자궁부속기(난소, 난관 등)수술(악성종양 제외)

의료보험 초창기에 국민건강보험은 수가고시제를 채택했으며, 2000년 이후 현재까지 수가계약제로 운영 중에 있다. 수가고시제는 정부에서 결정한 의료보험 진료수가기준에 따라 결정되는 제도를 말하며, 수가계약제는 건강보험 수가를 공급자인 의약계 대표와 보험자인 건강보험공단 이사장과의 계약에 의해 결정하는 제도를 뜻한다. 수가계약은 진료행위에 대한 상대가치 점수당 단가를 대상으로 진행된다. 예를 들어 요양급여비용은 진료행위, 약제비, 진료재료비로 구성되는데, 이 중 수가계약 대상은 진료행위료 즉, 진료행위에 대한 기술료를 산정하기 위한 상대가치 단가계약으로 한정된다.

수가는 개별 행위마다 점수를 정하고 있는 단일 상대가치점수 체계이나, 요양기관 종별에 따라 유형별(의과, 치과, 한방 병의원 등) 점수당 단가 및 종별가산율을 달리 적용하고 있어 동일한 행위라도 최종 수가는 달라지게 된다.

수가(의료행위 비용)

= 행위별 상대가치점수(단위: 점) × 점수당 단가(환산지수)(단위: 원)
× 종별가산율(단위: %)

여기서 상대가치점수는 요양급여에 드는 시간, 노력 등 업무량, 인력, 시설, 장비 등 자원의 양, 요양급여의 위험도 및 요양급여에 따른 사회적 편익 등을 고려하여 산정한 요양급여의 가치를 각 항목 사이에 상대적인 점수로 나타낸 것이다. 그리고 환산지수는 수가계약제에 의해 국민건강보험공단 이사장과 의약계 대표의 계약에 의해 정해진다. 종별가산율은 의료기관 종류별 규모에 따라 시설, 인력, 장비 등의 투자비용 등을 고려하여 산정되며, 상급종합병원은 30%, 종합병원은 25%, 병원은 20%, 의원은 15%가 가산[9]되는 방식으로 정해진다.

---

[9]   보건복지부는 2022년 12월 필수의료 지원대책을 확정, 발표했으며, 지원대책 중 저평가된 수술·입원 등 항목 보상 강화 방안에서 종별가산율 개편안이 제시되었으며, 개편안은 상급종합병원은 15%, 종합병원은 10%, 병원은 5%, 의원은 0%로 공개됨

디지털 치료제의 처방과
청구 프로세스

    일반적으로 처방 의약품은 약국에서 구입 후, 요양기관[10]에 해당하는 약국이 국민건강보험공단으로부터 비용을 지급 받는 방식으로 급여 지급이 이루어진다. 환자 진료 후 진단에 맞는 처방은 질병 치료의 중요한 부분으로 의사가 환자 상태에 따라 처방전을 발급하면, 환자는 처방전을 가지고 약국에서 약제를 조제 받아 복용하게 된다. 의료법상 요양기관에 해당하는 약국은 건강보험이 부담하는 급여비용에 대하여 건강보험심사평가원에 청구하고, 국민건강보험공단이 급여비용을 지급하는 방식으로 비용이 지급되게 된다.

---

[10]   요양기관이라 함은 건강보험 가입자 또는 피부양자의 질병·부상·분만에 대하여 요양급여를 실시하는 곳으로 「국민건강보험법」 제40조에 의하여 「의료법」에 의하여 개설된 의료기관, 「약사법」에 의하여 등록된 약국, 「약사법」 제72조의 12의 규정에 의하여 설립된 한국희귀의약품센터, 「지역보건법」에 의한 보건소, 보건의료원 및 보건지소, 「농어촌등 보건의료를 위한 특별조치법」에 의하여 설치된 보건진료소가 있음

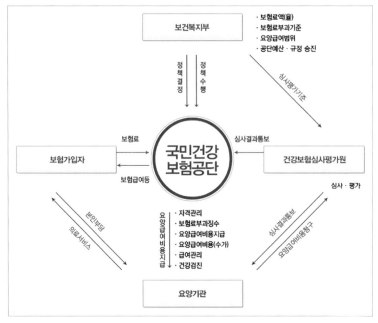

● [그림 7-3] 국민건강보험 관리운영 체계
  ※ 출처 : 보건복지부 홈페이지

　디지털 치료기기의 건강보험 등재가 되는 경우, 이를 현재 건강보험 요양급여 전달체계 내에 어떻게 적용할지에 대해서 우리나라에서는 아직까지 정해진 바가 없다. 디지털 치료제는 의료기기나 의약품과는 달리 중간 유통 과정이 없으며, 일반적인 의료기기나 의약품의 구입방식과는 차이점이 있기 때문이다. 현재까지는 국민건강보험공단의 요양급여의 청구 및 지급은 법률상 요양기관으로 제한되므로, 급여 지급을 어떤 방식으로 할지가 이슈이다.

아직까지 제도가 정비되지 않은 우리나라와는 달리 디지털 치료제에 대한 처방이 이루어지고 있는 미국과 독일의 사례를 살펴봄으로써, 향후 우리나라에서는 제도가 어떻게 정비될지 알아보도록 하겠다.

미국에서 디지털 치료제는 보험자에 따라 의료급여(medical benefit) 모형 또는 약제급여(pharmaceutical benefit) 모형으로 제공되고 있다. 의료급여 모형은 디지털 치료제를 의료기기로 간주하여 급여하는 모형이며, 디지털 치료제를 의료기기로 급여할 경우 제품별로 식별 가능한 코드가 없기 때문에 의료급여 모형의 활용은 제한적인 상황이다. 반면에 약제급여 모형은 FDA 승인 시 발급되는 의료기기 코드(UDI 코드)를 통해 제품을 식별할 수 있고, 기존의 외래의약품 처방 프로세스에서 일부만 수정하면 되기 때문에 조금 더 널리 활용되고 있는 상황이다. 약제급여 모형을 이용하는 경우, 온라인 약국을 통해 디지털 치료제를 구입하고, 디지털 치료제 제조업체는 온라인 약국으로부터 라이선스비를 지급 받게 된다. 이는 환자가 온라인 약국을 통해 전문의약품을 조제 받는 과정이 일반화되어 있는 미국 상황이 반영된 결과이다. 약국은 디지털 치료제의 비용과 제공한 서비스에 대한 조제료를 PBM[11] 또는 보험자로부터 지급 받으며, 제품에 따라 환자 본인부담금을 징수하기도 한다. 제조업자는 약국을 통해 제품에 대한 비용을 라이선스비

---

11) PBM(Pharmacy Benefit Management)은 미국에만 존재하는 제도로 보험사, 자가보험을 제공하는 일반 기업, 정부 기관을 고객으로 보유하며 1) 고객별 맞춤 권장의약품 리스트(formulary) 작성, 2) 제약사와 약값 협상, 3) 의약품 우편 배송 서비스, 4) 제약사로부터 받는 리베이트 책정 및 분배 등을 주업무로 함

의 형태로 지급 받으며, 의사는 외래환자 진찰과 치료제 처방에 대한 진료비를 보험자에게 지급 받게 된다. 약국마다 수행하는 역할의 범위는 상이하지만, 대개 제품의 접속 코드를 전달하거나 사용 지침을 제공하고, 필요한 경우 환자의 상담 및 교육 등 전문약사 서비스 등을 제공하기도 하고 있다.

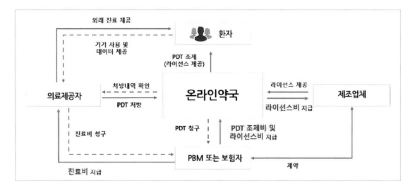

● [그림 7-4] 미국의 처방형 디지털 치료제(Prescription Digital Therapeutic, PDT) 전달 체계
   ※ 출처 : 디지털 치료기기의 건강보험 적용방안, 2022, 건강보험심사평가원

독일에서 디지털 치료제는 의사 또는 심리치료사의 처방에 따라 사용할 수 있으며, 의사의 처방이 없더라도, 가입자가 디지털 치료제의 적응증에 해당됨을 입증하는 자료를 건강보험조합에 제출하면 원하는 디지털 치료제를 사용하도록 승인받을 수 있게 되어 있다. 환자는 일반적인 플랫폼 또는 제조업자의 홈페이지에서 디지털 치료제를 다운

받고, 건강보험조합에서 받은 활성화 코드를 입력하여 사용하도록 되어있다. 이에 따른 모든 급여비용은 건강보험조합이 제조업자에게 직접 지불하는 방식이다. 독일은 '현물급여(benefits in kind)의 원칙'을 적용하므로, 디지털 치료제 사용에 따른 환자의 본인부담금은 발생하지 않는다.

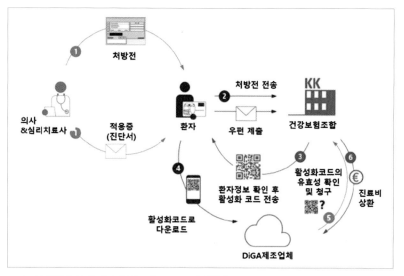

● [그림 7-5] 독일의 디지털 치료제(DiGA) 전달체계
※ 출처 : 디지털 치료기기의 건강보험 적용방안, 2022, 건강보험심사평가원

디지털 치료제의
건강보험 수가 반영 방법

    디지털 치료제의 건강보험 급여결정을 검토하기 위해서는 일차적으로 디지털 치료제가 어느 요양급여항목에 속하는지에 대한 정의가 필요하다. 식약처에서 디지털 치료제를 '소프트웨어 의료기기'의 품목으로 규제하고 있고, 개발되고 있는 디지털 치료제의 유형이 그간의 의료행위를 대체한다는 점을 고려할 때 일차적으로는 의료행위 또는 치료재료로 분류하는 것이 타당할 수 있다. 그리고 디지털 치료제를 의료행위로 보상하게 될 경우에는 새로운 의료행위로 등재하여 상대가치점수를 부여하거나, 기존 의료행위의 점수를 조정함으로써 수가를 적용하게 된다. 하지만 본질적으로 상대가치점수는 의사의 업무량과 관련된 요소가 차지하는 비중이 크므로, 의사의 개입이 적은 디지털 치료기기의 가격을 평가하는 데 한계가 있을 수 있다. 따라서 치료재료로 등재하여 인력비용을 포함하지 않는 의료기기나 의약품처럼 비용을 상환하는 것이 더 적합할 수 있으며, 정기적인 재평가 등 기존 치료재료의 사후관리 기전을 활용할 수 있는 장점을 가지게 된다. 따라서 건강보험심사평가원은 치료재료로 등재하는 것이 더 적정하다고 판단하고, 이를 기초로 디지털 치료제의 보상체계를 제안한 상황이다.

〈표 7-7〉 디지털 치료제 등재 분류별 장단점

분류	의료행위로 등재	치료재료로 등재
장점	• 의료행위에 포괄적으로 보상함으로써 의료기관에서의 사용 유도	• 기기별 평가를 통해 요양급여 결정 • 개별 기기의 사용현황을 파악하기 용이 • 치료재료 재평가 등 사후관리 기전 활용 가능
단점	• 인력 기반의 가격 산정 체계인 상대가치점수 방식은 인력 소요가 적은 디지털 치료제의 가치를 평가하기 부적정함 • 다른 수가를 준용할 경우 유사성을 평가하기 위한 합리적인 잣대가 요구됨 • 개별 기기의 사용현황을 파악하기 어려움 • 제조업자에게 소프트웨어의 지속적인 관리책임을 부여하기 어려움	• 기존 치료재료는 소모성 재료가 대부분임

※ 출처 : 디지털 치료기기의 건강보험 적용방안, 2022, 건강보험심사평가원

건강보험심사평가원의 제안내용을 보면 디지털 치료제의 보상체계를 디지털 치료제별 상한 가격과 처방 시 행위료의 합으로 하고 있다. 그러나, 치료재료 가격 결정 시에 가치기반 평가를 적용하기 위해서는 비교 가능한 품목이 필요하지만, 디지털 치료기기는 비교 가능한 항목

이 없다는 한계가 있다. 따라서 동일 목적의 제품이 없는 경우에는 원 가를 기준으로 상한금액 산정이 필요하게 되는데 이에 대한 규정정비 가 필요한 상황이다. 또한 의사의 처방에 따라 사용되는 것이기 때문 에 의료기관에서 일정 수준의 진료비용이 발생할 수 있으므로 이에 대 한 행위료 산정 또한 필요하게 된다.

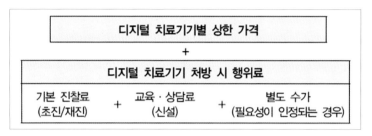

● [그림 7-6] 디지털 치료제 보상체계(안)
　　※ 출처 : 디지털 치료기기의 건강보험 적용방안, 2022, 건강보험심사평가원

　건강보험에서 치료재료는 '행위 · 치료재료 상한금액산정기준의 치 료재료 상한금액의 산정기준'에 따른 가치평가를 통해 상한금액을 산 정하도록 되어있다. 예를 들어, 기존 등재항목 보다 비용효과성이나 기 능이 개선되는 경우 10~100%까지 상한금액을 가산하며, 비용효과성 이 낮으면 기존 수가의 90%를 동일 목적 제품이 없는 경우 원가를 기 준으로 산정하는 방식이다. 디지털 치료제의 경우 전체 개발 원가를 예 상 환자 수로 배분해 환자당 단위 가격을 산정하게 될 가능성이 크다.

〈표 7-8〉 행위·치료재료 상한금액산정기준의 치료재료 상한금액의 산정기준

절차	주요 내용	근거 기준
① 제품개발비	제품개발비 = 소프트웨어 기능점수 X 기능점수당 단가 X 보정계수	SW사업 대가산정 기준
② 연구개발비	제품개발을 위해 기 발생된 연구개발비 및 기 발생하지 않은 비용 중 법적 의무사항으로 반드시 실시해야 하는 추가임상시험 비용	국내 개발신약 개발원가 산출기준
③ 단위당 개발원가	개발원가(①+②) ÷ 상각년도(5년) ÷ 연간판매량	
④ 이윤	단위당 원가(③)의 25%	국가를 당사자로 하는 계약에 관한 법률 시행규칙
⑤ 부가가치세	단위당 개발원가와 이윤 합계액(③+④)의 10%	부가가치세법
⑥ 유지관리비	단위당 개발원가, 이윤, 부가가치세를 합산한 금액(③+④+⑤)의 10~15%	SW사업 대가산정 기준
최종 금액	단위당 개발원가, 이윤, 부가가치세, 유지관리비를 합산한 금액 (③+④+⑤+⑥)	

※ 출처 : 디지털 치료기기의 건강보험 적용방안, 2022, 건강보험심사평가원

디지털 치료요법의 행위료는 대부분 '진찰료'의 범주에 포함되는 것으로 간주될 수 있으나, 초기 환자 교육 및 상담 및 기본적인 진찰 범위를 넘어가는 의사의 개입이 요구되는 경우 별도의 고려가 필요할 수 있다. 디지털 치료제를 활용한 진료 과정은 크게 ① 환자 진단 및 디지털 치료기기 처방, ② 초기 환자 교육 및 상담, ③ 치료 경과에 대한 모니터링 등 세 가지로 구분될 것으로 예상된다. 진료 과정에서 소요되

는 의사의 투입시간은 의약품이나 검사를 처방하는 것과 유사한 수준일 것으로 예상되므로 대부분 '진찰료'의 범주에 포함될 것이며, 초기 환자 교육 및 상담은 추가적인 보상이 필요한 부분으로 판단될 수 있다. 그 외에 기본적인 진찰 범위를 넘어가는 의사의 개입이 요구되는 경우, 별도의 행위료 신설도 고려될 수 있을 것이다.

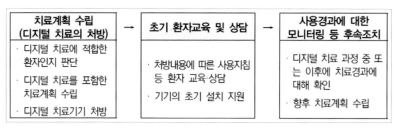

● [그림 7-7] 디지털 치료제를 이용한 치료 과정
※ 출처 : 디지털 치료기기의 건강보험 적용방안, 2022, 건강보험심사평가원

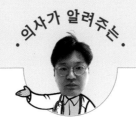

'디지털 치료제' 이야기 7

**Q. 디지털 치료제의 개인정보보호는 어떻게 이루어지나요?
사용자의 개인정보가 안전하게 보호되는지 궁금합니다.**

일반적인 앱은 사용자의 개인정보를 수집하고 처리하는 경우도 있지만, 주로 상업적 목적을 위한 서비스를 제공하기 위해 개인정보를 활용합니다. 반면, 디지털 치료제의 의료에 관련된 정보 보호법은 사용자의 건강 정보, 진료 기록, 처방전 등을 보호하는 것을 목적으로 합니다.

디지털 치료제의 의료에 관련된 정보 보호법은 사용자의 건강 정보가 민감한 정보이기 때문에, 더 엄격한 규정을 적용합니다. 예를 들어, 디지털 치료제 앱은 사용자의 건강 정보를 안전하게 저장 및 관리해야 하며, 사용자의 동의 없이는 제3자에게 제공해서는 안 됩니다. 또한, 사용자는 자신의 건강 정보에 대한 접근 권한, 수정 및 삭제 권한을 가져야 합니다.

따라서 디지털 치료제 앱의 개인정보보호 정책은 다음과 같은 사항을 포함해야 합니다.

1) 사용자의 건강 정보는 안전하게 저장 및 관리되어야 합니다.
2) 사용자의 건강 정보는 사용자의 동의 없이는 제3자에게 제공되어서는 안 됩니다.
3) 사용자는 자신의 건강 정보에 대한 접근 권한을 가질 수 있어야 합니다.
4) 사용자는 자신의 건강 정보에 대한 수정 및 삭제 권한을 가질 수 있어야 합니다.
5) 사용자는 자신의 건강 정보에 대한 침해에 대해 신고할 수 있어야 합니다.

Q. 디지털 치료제를 사용하기 위해서는 어떤 기기나 앱이 필요한가요? 이 기기들은 어떻게 작동하나요?

디지털 치료제는 환자의 상태를 진단, 관리, 치료하기 위해 소프트웨어, 모바일 앱, 가상현실(VR), 증강현실(AR) 장치, 웨어러블 장치 및 기타 디지털 기술을 사용하는 의학적 장치입니다. 디지털 치료제는 신경정신과, 심장병, 당뇨병, 암, 만성 통증, 약물중독 등 다양한 질병을 치료하는 데 사용될 수 있습니다.

디지털 치료제는 환자가 건강한 습관을 형성하고, 질병을 관리하고, 치료를 모니터링하는 데 도움이 될 수 있습니다. 예를 들어, 디지털 치료제는 환자가 약을 복용하는 것을 잊지 않도록 돕거나, 운동 루틴을 만들도록 돕거나, 스트레스를 줄이는 방법을 가르치도록 도울 수 있습니다. 다음의 기기들이 사용될 수 있습니다.

1. 모바일 앱 : 모바일 앱은 스마트폰 또는 태블릿과 같은 모바일 기기에서 실행됩니다. 환자는 앱을 다운로드하고 설치한 후에 자신의 건강 상태를 모니터링하거나 치료 관련 정보를 받을 수 있습니다. 앱은 환자의 입력 정보를 수집하고, 이를 분석하여 개인화된 건강 관리 또는 치료 지침을 제공할 수 있습니다.

2. 가상현실(VR) : 가상현실(VR)은 헤드셋과 컨트롤러 등의 장비를 사용하여 가상 세계에 환자를 몰입시킵니다. VR은 환자가 시뮬레이션된 환경에서 치료를 받을 수 있도록 도와줍니다. 이를 통해 불안, 공포, 통증 등의 치료를 지원할 수 있습니다.

3. 증강현실(AR) : 증강현실(AR)은 스마트폰, 태블릿 또는 헤드업 디스플레이와 같은 장치를 사용하여 현실 세계에 가상의 정보를 표시합니다. AR은 환자가 실제 환경에서 가상의 지시 사항이나 정보를 받을 수 있도록 도와줍니다. 예를 들어, 환자가 약을 복용하는 방법을 배우거나 운동 동작을 수행하는 등의 치료를 지

원할 수 있습니다.

4. 웨어러블 장치 : 웨어러블 장치는 환자가 착용하는 소형 장비로, 신체의 다양한 생체 신호를 측정하고 기록합니다. 이러한 장치는 심박수, 혈압, 혈당 수치 등을 실시간으로 모니터링할 수 있으며, 이 데이터는 디지털 치료제의 효과 평가나 개인화된 건강 관리에 활용될 수 있습니다.

Q. 디지털 치료제가 실제로 효과가 있는 건가요?
어떤 과학적인 증거가 있나요?

디지털 치료제의 근간이 되는 의학적인 원리는 인지행동치료 (Cognitive Behavioral Therapy, CBT)입니다. 인지행동치료(CBT)는 생각과 행동이 어떻게 서로 영향을 미치는지 이해하고, 부정적인 생각과 행동을 바꾸어 정신건강 문제를 해결하는 심리치료법입니다. CBT는 다양한 정신건강 문제에 적용될 수 있으며, 주로 우울증, 불안장애, 스트레스 관리, 불안과 공포증, 자존감 문제, 신체화 장애, 식이 장애, 중독 등에 사용됩니다.

CBT는 다음과 같은 기본 원리와 개념에 기반을 두고 있습니다.

1. 인지 (Cognition) : CBT는 개인의 사고 과정과 사고 방식이 감정과 행동에 어떻게 영향을 미치는지에 초점을 둡니다. 개인은 주어진 상황에 대해 자동적으로 생각하고 판단하며, 이러한 생각들이 감정과 행동에 영향을 줄 수 있습니다.

2. 행동 (Behavior) : CBT는 개인의 행동 패턴이 문제의 유발 원인이 되거나 문제 해결을 방해하는 경우를 탐구합니다. 비생산적인 행동을 인식하고 적절한 행동 전략을 개발하여 원하는 변화를 이끌어내는 것을 목표로 합니다.

3. 변화 (Change) : CBT는 비생산적인 사고와 행동을 인식하고 이를 변경하여 개인의 문제 해결과 정서적 안녕감을 증진시키는 것을 목표로 합니다. 개인은 실제 경험과 증거를 토대로 새로운 사고와 행동 패턴을 습득하고, 이를 통해 보다 건강한 사고와 행동을 발전시킬 수 있습니다.

CBT는 환자가 자신의 생각, 감정, 행동을 이해하고, 부정적인 생각과 행동을 바꾸는 데 도움이 되는 다양한 기법을 사용합니다. CBT에서 사용되는 가장 일반적인 기법은 다음과 같습니다.

1) 인지 재구성: 부정적인 생각을 인지적으로 재구성하는 기법입니다.

2) 행동적 기법: 부정적인 행동을 바꾸는 기법입니다.

3) 노출 요법: 환자가 두려운 대상이나 상황을 점진적으로 노출시켜 두려움을 극복하는 기법입니다.

4) 이완 기법: 환자가 긴장과 불안을 줄이는 데 도움이 되는 기법입니다.

CBT는 일반적으로 12~20회 정도의 치료 세션으로 진행됩니다. CBT는 효과적인 심리치료법이지만, 모든 사람에게 효과가 있는 것은 아닙니다. CBT를 시작하기 전에 치료사와 상담하여 CBT가 자신에게 적합한 치료법인지 확인하는 것이 중요합니다.

디지털 치료제는 기존의 인지행동치료에 비해 다음과 같은 장점이 있습니다.

1) 환자가 집에서 편안하게 치료를 받을 수 있습니다.

2) 치료비가 저렴합니다.

3) 치료가 더 빠르고 효과적입니다.

4) 치료가 더 개인화됩니다.

디지털 치료제는 기존의 인지행동치료의 한계를 극복하고, 환자들에게 보다 효과적이고 편리한 치료를 제공할 수 있는 새로운 치료법이 될 것입니다.

또한 디지털 치료제에서는 CBT 외에도 다양한 치료원리와 방법이 사용될 수 있습니다. 몇 가지 예시로 소개해드리겠습니다.

1. 행동 강화 요법 : 환자가 바람직한 행동을 할 때 보상을 제공하여 그 행동을 강화하는 치료법입니다. 이는 긍정적인 강화를 통해 원하는 행동을 증가시키고, 원하지 않는 행동을 감소시키는 데 도움을 줍니다. 디지털 치료제에서는 행동 기록, 목표 설정, 보상 시스템 등을 통해 행동 강화 요법을 구현할 수 있습니다.

2. 노출 요법 : 노출 요법은 환자가 두려운 대상이나 상황에 점진적으로 노출되어 두려움을 극복하는 치료법입니다. 디지털 치료제에서는 가상현실 (VR) 기술을 활용하여 환자가 안전하게 두려운 대상에 직면하고 노출할 수 있습니다. 이를 통해 현실적인 상황에서의 노출을 대신할 수 있고, 환자의 불안을 줄여주는 데 도움을 줍니다.

3. 이완 요법 : 이완 요법은 환자가 긴장과 불안을 줄이는 데 도움이 되는 치료법입니다. 디지털 치료제에서는 숨을 깊게 들이마시거나 특정 근육을 이완시키는 등의 호흡 및 근육 이완 기법을 가이드하고 지원할 수 있습니다. 이를 통해 신체적인 이완 상태를 유지하고 스트레스를 완화하는 데 도움을 줍니다.

4. 가상현실 (VR)을 이용한 노출 요법 : 가상현실은 환자가 가상의
   환경에서 치료를 받는 치료법으로 활용될 수 있습니다. VR을
   통해 환자는 실제 상황을 모방한 가상 환경에서 안전하게 치료
   를 받을 수 있습니다. 예를 들어, 공포증이나 불안장애의 치료
   에 활용될 수 있으며, 현실적인 상황에 직면하지 않으면서도 치
   료 효과를 얻을 수 있습니다.

디지털 치료제는 다양한 치료원리와 방법을 활용하여 심리적인 문
제를 다룰 수 있습니다. 이를 통해 환자들은 자신에게 맞는 치료 방법
을 선택하고, 편리하게 치료를 받을 수 있습니다. 다만, 개별적인 상
황과 환자의 요구에 맞게 치료 방법을 선택하고 적용해야 합니다.

THE DOCTOR
TOLD ME

의사가
알려주는
디지털
치료제

08

 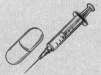

DIGITAL
THERAPEUTICS

국내 디지털
치료제 기업 사례

㈜에임메드
(제품명 : Somzz, 치료 분야 : 불면증)

1999년 설립된 헬스케어 전문기업보험사로 고객과 기업 임직원을 대상으로 한 건강관리 서비스를 제공하고 있었으며, 2019년부터 디지털 헬스케어 사업 확장의 일환으로 디지털 치료제 연구개발을 시작한 회사이다. 2020년 산업통상자원부에서 28억 규모의 연구개발비를 지원받아 서울대학교병원, 삼성서울병원, 고려대안암병원과 함께 본격적인 개발을 시작하였다. 'Somzz'는 실제 임상진료 현장의 표준치료인 불면증 인지행동 치료법(CBT-I)을 어플리케이션에 체계적으로 구현한 모바일 의료용 앱으로, 6~9주간 실시간 피드백, 행동 중재 및 교육 훈련 프로그램을 제공함으로써 환자맞춤형 불면증 치료를 도울 수 있게 개발되었다.

2021년 3월 식약처에서 주관하는 '디지털 치료기기의 신속 제품화 지원을 위한 안전성 및 성능 평가기술 개발사업' 대상 업체에 선정되었으며, 식약처는 지원 품목 'Somzz'의 특성에 맞춘 '성능·안전성 의료기기 허가 평가 기준'의 선제적 마련을 위해 관련 업계와 학계 등으로 구성된 전문가 협의체를 구성하고 성능 · 안전성 평가 기준 · 방법, 임상시험 설계방법, 임상적 유효성의 기준을 도출하였다. 2021년 9월 불면증 디지털 치료제 'Somzz' 식약처로부터 국내 세 번째로 디지털 치료제 확증 임상계획 최종 승인하였으며, 2022년 1월부터 9월까지 약 6개월간 서울대병원, 삼성서울병원, 고려대 안암병원에서 임상시험을 진행해 '불면증 심각도 평가척도'에서 유의미한 결과를 도출했다.

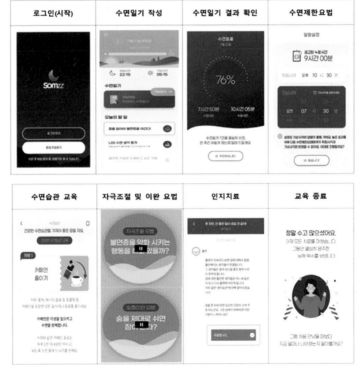

● [그림 8-1] Somzz 설명자료
※ 출처 : ㈜에임메드, 식약처

2022년 12월 식약처는 'Somzz'를 혁신기기 통합심사 평가제도 대상 제품으로 지정하였으며, 2023년 2월 임상시험 결과 검토 및 정신건강의학과 등 전문가로 구성된 위원회로부터 유효성과 안전성을 자문받아 불면증 인지치료 소프트웨어 'Somzz'가 국내 1호 디지털 치료제로 허가했다.

웰트

(제품명 : 필로우Rx, 치료 분야 : 불면증)

웰트는 2016년 삼성전자에서 분사한 스타트업으로서 설립된 디지털 치료제 전문기업이다. 아시아 최초로 DTA(Digital Therapeutics Alliance) 멤버사로 등록되었으며, 2022년 11월 DTA 아시아 지부를 이끄는 의장(Chair)사로 선정되었다. 2016년 시드투자를 시작으로 2018년 30억 원(시리즈 A), 2021년 60억 원(시리즈B), 2022년 50억 원의 투자를 유치하는 등 주목받고 있는 기업이다.

웰트는 불면증 디지털 치료제 '필로우Rx' 개발했는데, 이는 의사가 처방을 내린 후 받을 수 있는 인증 코드를 입력해야 사용 가능한 디지털 치료제로 스마트폰 앱 형태로 개발된 제품이다. 인지행동치료 콘텐츠를 통해 환자 수면 패턴을 개선하기 위한 수면 교육, 수면 습관, 수면 시간 등을 설계해주며, 먹는 의약품인 수면제 등을 처방하기 전에 활용하는 치료로 볼 수 있다.

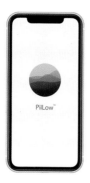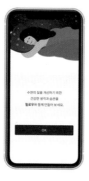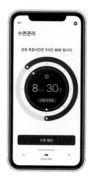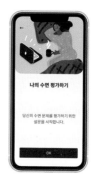

● [그림 8-2] 필로우RX
※ 출처 : 웰트㈜ 기업소개자료

2021년 9월 식약처부터 불면증 디지털 치료제 '필로우Rx'에 대한 확증 임상시험을 승인받았으며, 2022년 말 신촌세브란스병원과 용인 세브란스병원을 통해 확증 임상시험을 완료했다. 2022년 12월 식약처 는 '필로우Rx'를 혁신기기 통합심사 평가제도 대상 제품으로 지정하였 으며, 식약처 허가단계가 진행 중에 있다.

뉴냅스
(제품명 : 뉴냅 비전, 치료 분야 : 시야 장애)

서울아산병원 강동화 교수가 개발한 가상현실 기반 뇌손상 후유증에 치료기술을 토대로 2017년 11월 설립한 디지털 치료제 개발 스타트업이다. 2019년 50억 원 규모의 Series A 투자 유치에 성공하면서 본격적인 제품개발을 추진해 VR활용 뇌졸중 시야장애치료 소프트웨어 '뉴냅 비전'을 개발했다.

'뉴냅 비전(Nunap Vision)'은 뇌졸중 치료 후 시야장애를 앓는 환자들이 헤드 마운트 장치를 착용하고 VR 공간에서 시야 적응 훈련을 하도록 만들어진 소프트웨어다. '뉴냅 비전(Nunap Vision)'은 장애에 따라 특정 위치에 자극을 주는 방식으로, 자극에 반복적으로 노출되면 지각능력이 향상되는 '지각 학습 원리'를 사용하여 치료 효과를 구현한다.

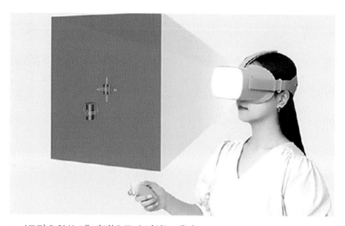

- [그림 8-3] '뉴냅 비전'으로 훈련하는 개념도

  ※ 출처 : VR 기술을 적용한 검안용기기안전성·성능 및 임상시험계획서평가 가이드
  라인, 2019, 식품의약품안전처

2019년 7월 식약처로부터 국내 최초 확증 임상시험 계획을 승인받아 서울아산병원, 삼성서울병원, 분당서울대병원에서 임상을 진행하였으나, 이후 진행 사항에 대해서는 공개하고 있지 않다.

라이프시맨틱스
(제품명 : 레드필 숨튼, 치료 분야 : 호흡 재활)

2012년 9월 설립한 디지털 헬스케어 전문기업으로 디지털 헬스 플랫폼, 디지털 헬스 솔루션, 디지털 치료제, 디지털 헬스 디바이스의 4개 사업부분으로 구성된 사업영역을 가지고 있다. 2021년 3월 국내 디지털 치료제 기업 중에서는 처음으로 기술성장특례를 통해 코스닥에 상장되었다.

2021년 9월 식약처로부터 호흡 재활 분야 처방형 디지털 치료제 '레드필 숨튼'의 확증 임상계획을 승인받아, 서울아산병원, 강원대학교병원, 서울특별시 보라매 병원을 통해 임상시험 진행했다. 확증 임상시험은 만성 폐쇄성 폐질환(COPD), 천식, 폐암 등 호흡 재활 치료가 필요한 환자 100명을 대상으로 하며, 레드필 숨튼 사용 후 6분 보행 검사의 운동능력 개선 유효성과 안전성을 평가하는 것으로 알려져 있다. 레드필 숨튼은 호흡기 질환자가 집에서도 스스로 재활을 할 수 있도록 돕는 호흡 재활 소프트웨어로, 개인 측정기기를 통해 활동량과 산소포

화도를 측정한 뒤 환자 맞춤형 운동 프로그램을 제시해주고 의료진과 환자가 확인할 수 있는 리포트도 제공해 체계적인 재활을 도울 수 있다고 밝히고 있다. 2023년 1월 CES 2023 디지털 헬스케어 부문 참가해 호흡 재활치료 디지털 치료제 '레드필 숨튼' 공개하면서, 호흡 재활치료 인프라 확장 및 미국 시장 진출 위한 발판을 마련하기 위해 움직이고 있다.

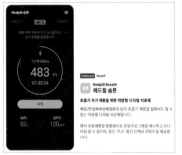 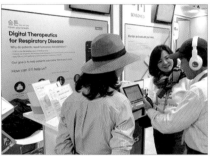

● [그림 8-4] 레드필 숨튼(좌) 및 CES 2023 라이프시멘틱스(우)
  ※ 출처 : 라이프시멘틱스

하이

(제품명 : 엥자이렉스(Anzeilax), 치료 분야 : 범불안장애)

2016년 창업한 디지털 치료제 전문 개발기업으로 진단과 치료를 결합한 디지털표적치료제(Digital Theranostics)를 개발하고 있다. 2021년 12월, 강남세브란스 병원과 함께 개발한 범불안장애치료제 '엥자이렉스'의 확증 임상시험 승인을 획득하고 임상시험을 진행 중이다. '엥자이렉스'는 수용전념치료(Acceptance and Commitment Therapy, ACT)와 자기대화(self-talk)를 기반으로 세 차례 진행된 연구자 임상에서 확인한 디지털 치료제의 효과성을 확인한 것으로 알려져 있으며, 엥자이렉스의 진단용 앱인 '마음검진'은 2022년 3월부터 KMI건강검진센터에 공급해 사용 중에 있다. 2022년 9월에는 '2022년 2차 혁신제품 스카우터 데모 데이'에서 '엥자이렉스' 기반으로 개발된 디지털 치료제 '마음정원'이 조달청 혁신제품에 선정됐다.

또한 2022년 6월 미국 제약바이오 박람회 '바이오 인터내셔널 컨벤션 2022'에서 기업발표 프로그램을 통해 디지털 치료제 '알츠가드' 공개하였는데, '알츠가드'는 선추적 · 음성 · 인지검사 등 디지털 바이오 마커를 통해 초기치매를 선별하는 제품이다. 2022년 9월 연세대 원주 산학협력단과 '알츠가드' 활용에 대한 업무협약(MOU)을 체결하였으며, 정상군 · 인지저하군 어플리케이션 이용 데이터 수집, 정상군 · 인지저 하군 Ground Truth 데이터 수집, 치매예방의 선도적 역할수행과 사 회적 공감대 형성, 치매 통합적 서비스 제공 및 보건 · 의료 · 복지 네 트워크 구축 등을 공동으로 진행하기로 했다.

2022년 11월 75억 원 규모의 시리즈B 투자 유치를 성공적으로 마 무리하면서 총 115억 원 규모의 투자를 유치하였으며, 동화약품은 투 자를 통해 범불안장애치료제 '엥자이렉스'와 개발 중인 디지털 치료제 의 국내 판매권에 대한 우선 협상권을 가져갔다.

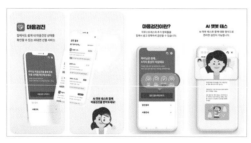 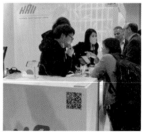

● [그림 8-5] 마음검진(좌) 및 CES 2023 하이(우)
　　※ 출처 : vtecon.com, 하이

2023년 1월 'CES 2023'에 참여해 경도인지장애 선별을 위한 '알츠가드', 불안 · 우울장애치료제 '엥자이렉스', 뇌졸중 후 언어마비말장애 치료제 '스트록케어' 3종의 디지털 치료제를 공개했다. 또한 미국 플로리다대학과의 공동연구로 개발된 '스트록케어'의 미국 임상을 진행할 예정이며 2023년 미국 법인 설립계획도 발표했다.

쉐어앤서비스
(제품명 : 이지브리드, 치료 분야 : 호흡)

2020년 인제대 해운대백병원 교원창업기업으로 설립된 만성 폐쇄성 폐질환자(COPD)를 위한 재활 디지털 치료제 전문기업이다. 2021년 9월 '대-스타 해결사 플랫폼' 바이오 헬스 분야에 선정되었으며, 셀트리온과의 오픈 이노베이션을 통해 호흡 재활, 심장재활 디지털 치료제의 FDA 인허가 전략을 수립 중에 있다. 2021년 10월 부산연합기술지주와 MYSC(엠와이소셜컴퍼니)로부터 시드 투자를 유치하였으며 이어 팁스(TIPS) 사업에도 선정되었다. 2022년 5월 '2022년도 제2차 범부처 전주기 의료기기 연구개발사업'에 선정되어 4년 동안 최대 33억 원의 사업비를 지원받아 만성 폐 질환자를 디지털 치료제 개발에 집중할 계획도 발표했다.

2022년 11월 식약처로부터 호흡 재활 디지털 치료제 '이지브리드'의 확증 임상시험계획(임상GMP 적합성 인정) 승인받았으며, 해운대백병원, 가톨릭대학교, 인제대 상계백병원과 임상적 유효성과 안정성을 검증하기 위한 확증 임상시험 진행할 예정이다.

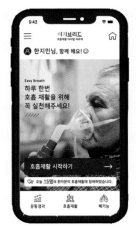

언제 어디서나 전문 재활 치료가 가능한
맞춤형 호흡 재활 디지털 치료제

의료빅데이터 분석 알고리즘 기반으로 급성 악화를 예측합니다.
의료진 처방에 따른 환자 맞춤형 호흡 재활 치료를 가능하게 합니다.
생체신호를 활용하여 실시간으로 질환 모니터링이 되며
가정 내에서 자가 만성질환 예방 관리가 가능합니다.

● [그림 8-6] 이즈브리드 소프트웨어
　※ 출처 : 쉐어앤서비스

어지럼증 치료용
디지털 치료제 개발기업

국내 디지털 치료제 기업들이 가장 많이 개발에 투자하고 있는 분야는 어지럼증이며, 현재 5개 기업이 디지털 치료제를 개발 중에 있다. 이들 기업은 모두 가상현실 기반의 진단과 치료를 내세우고 있다는 공통점이 있다.

기업 명	동향 · 제품 현황
웰스텍	▶ 2014년 01월 법인 설립됨 ▶ 2021년 01월 연세대학교 이비인후과 서영준 교수에게 기술이전 받아, VR 기반 어지러움 재활치료 디지털치료제 개발 시작 ▶ VR전정재활운동 VR 콘텐츠 : 안구운동, 고개 및 안구운동과 관광모드 운동으로 구성되며, 메인 UI에서 해당 콘텐츠 선택 시 HMD에서 사용 가능하도록 VR 모드로 실행함 VR 활용 어지러움증 재활치료 예시 *출처 : 웰스텍 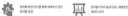 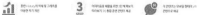 VR 전장재활운동 관리 시스템 *출처 : 웰스텍 • 의료 VR 안구운동 : 안구운동은 아파트 실내와 광장의 가상환경으로 구성하였으며, 안구운동을 위하여 핵 보기 운동→ 따라보기 운동→ 1X 운동 3종류의 운동을 1세트로 총 5세트 운동 실시함 • 고개 및 안구운동 : 고개 및 안구운동은 전정재활운동에 재미를 가미한 기능성 콘텐츠로 가상의 마트를 배경으로 한 물건 옮기기와 가상 옥외 아파트를 배경으로 한 운동으로 구성됨 • 이석치환운동 : 브란트다로우프 운동, 좌/우 시몽운동 영상 콘텐츠 개발, 앞쪽에 반투명 사람 실루엣 (오브젝트, 2D 이미지) 뒷모습 매칭으로 사용자가 쉽게 따라할 수 있도록 유도, 영상에 따라 HMD 사용자가 실제 동작과 영상 속 표준동작과의 매칭을 유도함 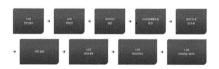 VR 전장재활운동 프로세스 *출처 : 웰스텍

기업 명	동향 · 제품 현황
그루 크리에이티브랩 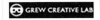	▶ VR 1세대 업체로 2014년 설립됨 ▶ VR 어지럼증 저감 솔루션 개발, **VR을 활용한 시각 전정 재활 치료 플랫폼 및 콘텐츠 제작** 등 국내외 유수의 의료 현장에게 제품을 공급하였음 • 2018년 시각과 상체 균형감각 회복을 돕는 VR 재활 솔루션 사업에 진출함 ▶ **VR REHAB(리햅)**은 시각과 머리 상체 균형을 잡는데 어려움을 느끼는 사람들이 VR 헤드셋과 콘텐츠로 간편하고 재밌게 균형 잡는 훈련을 할 수 있는 **스마트 전장재활 솔루션임** • NPC(폭주 근점검사) 테스트와 REHAB(리햅) 두 프로그램으로 구성됐으며 시각 균형은 NPC 테스트, 머리와 상체 균형은 REHAB로 훈련함 • 리햅은 균형 잡기 난이도에 따라 3가지 콘텐츠를 제공하며, NPC 테스트보다 환자 집중도를 더 오래 요구하는 만큼 게임성도 강함 ▶ VR 리햅에는 환자 두 눈의 폭주점이 최초로 맞는 지점을 측정 · 분석하고 눈 활동을 추적하는 알고리즘, 머리 균형 측정 오차를 최소화하는 기술 등이 적용되었음 ▶ 식품의약품안전처(식약처)에서 VR 리햅에 대한 의료기기 승인 허가를 받기 위해 2018년 연세대학교와 VR 리햅 효용성을 보여주는 연구 실험을 진행하였음 ▶ 현재, VR 리햅에 대한 의료기기 승인 허가 현황은 확이되고 있지 않음 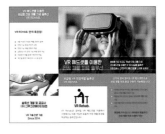 VR 리햅 *출처 : 그루크리에이티브랩

기업 명	동향 · 제품 현황

▶ 2013년 설립됨

▶ 2018년 의료 ICT 융합컨소시엄 2년차 협력과제 #6 수행

• 균형감각회복을 위한 가상현실기반의 전정 재활 서비스 개발

• BellaVista 어지럼증 감소를 위한 전정재활 프로그램

• 가상현실과 안구추적 알고리즘을 이용하여 전정기관 이상으로 인해 발생 되는 어지럼증을 개선하고 증상을 완화시키기 위한 환자훈련용 콘텐츠임

• 훈련 적응도를 파악하여 증세에 따라 맞춤형 훈련을 제공하며, 총 34종의 훈련 프로그램이 있으며 최소 1분에서 최대 15분까지 훈련이 가능함

㈜위즈너

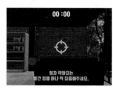 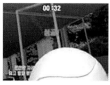

45도 고개 이동 훈련   물체를 이용한 신체운동

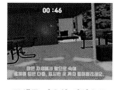 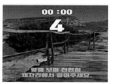

물체를 이용한 위치운동   다리 걷기 훈련

*출처 : 위즈너

• 2019년 KIMES 2019 참여 Bella Vista 시연

 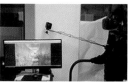

Bella Vista 체험 · 시연

*출처 : 다수 기사 참조

• 2019년 Bellavista 상표권출원, 2020년 Bellavista 상표권등록

▶ DIZCLINIC APP : VR 전정재활 콘텐츠 'Bella Vista'의 이용자가 가정에서도 어지럼증 운동을 진행할 수 있도록 하는 목적으로 무상으로 제공되는 어플리케이션임

기업 명	동향 · 제품 현황
고큐바 테크놀로지	▶ 2017년 설립된 스타트업임

▶ 핵심 기술 및 서비스는 WeKare(노인을 위한 일반 진료), **DZ-Q(어지러움 완화 장치)**, Brain-Q(치매 조기 예측 AI), HODU(경도 인지 장애 재활 훈련 앱 등임
• DZ-Q(어지러움 완화 장치) : 진동 시스템의 반복 운동을 위한 어지러움 예방 재활(DTx) 프로그램

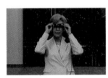 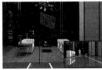

DZ-Q 시연안
*출처 : 고큐바 테크놀로지

▶ **'바이오 코리아 2022' 혼합현실을 기반으로 어지럼증을 완화**하고 뇌기능을 활성화시키는 **디지털 치료제 'POC'**를 선보임
• POC는 홀로그램을 통해 고령자의 안구운동을 유발하고 뇌기능을 활성화함
• 안구운동 데이터를 측정해 비정상 패턴을 탐지하고 모니터링을 통해 고령자 인지 상태를 분석함
• 마이크로소프트사의 홀로렌즈2 기반 혼합현실(Mixed Reality)을 통해 경도인지장애(MCI) 개선 훈련 콘텐츠를 제공함
• 2022년 서울아산병원, 분당서울대병원, 성남시니어산업혁신센터 등과 협력해 탐색적 임상을 추진 중임
• Matrixed Reality Technology Co.,Ltd사의 Nreal 디바이스를 사용하여 기계적 안정성과 범용성이 증대됐으며 현재는 혼합현실 기반으로 어지럼증 완화 훈련 디지털 치료제 프로토타입을 개발 중임

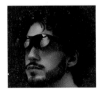

POC 착용 모습
*출처 : 고큐바 테크놀로, 다수 기사 참조

기업 명	동향 · 제품 현황
뉴로이어즈 (Neuro Ears) **NeuroEars**	▸ 2021년 3월 설립된 한림대학교 기술지주자회사 ▸ CEO : 한림대학교 산학협력단 서규원 교수 ▸ CTO : 한림대성심병원 이비인후과 홍성광 교수 ▸ 국내 최초로 가상현실 및 인공지능 기반 안진검사 의료소프트웨어를 개발해 대만의 HTC Vive, 존스홉킨스 병원 등과 기밀유지 협약을 체결하였음 ▸ 안구추적과 두위추적을 기반으로하는 **가상현실 기반 재활 소프트웨어 NeuroEars-Thera 개발을 완료함** 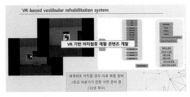 *출처 : 한림대학교 기술지주회사, 뉴로이어즈 ▸ **2022.10 전정재활(NeuroEars-Thera) 식약처 탐색임상시험 승인 받음** 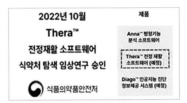 *출처 : 뉴로이어즈

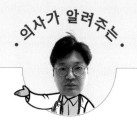

'디지털 치료제' 이야기 8

Q. 디지털 치료제의 개발과정은 어떻게 이루어지나요?

얼마나 시간이 걸리는지 궁금합니다.

개인적인 경험과 지식으로 말씀드리면, 소프트웨어 의료기기 개발의 평균 소요되는 시간은 약 3~5년입니다. 또한 소프트웨어 의료기기가 임상에 사용되기까지는 평균 약 10~15년이 소요될 수 있다고 합니다. 이는 소프트웨어 의료기기 개발 절차가 복잡하고, 임상시험을 거쳐 안전성과 효과성을 검증해야 하기 때문입니다.

디지털 치료제 개발 절차는 다음과 같습니다.

1. 아이디어 도출 및 기획 : 디지털 치료제를 개발하기 위해 필요한 아이디어를 도출하고, 해당 아이디어를 기획 단계에서 구체화합니다. 이 단계에서는 개발하고자 하는 디지털 치료제의 목적, 대상 환자군, 치료 방법 등을 정의합니다.

2. 연구와 문헌 조사 : 디지털 치료제의 개발을 위해 관련된 연구와 문헌을 조사합니다. 이를 통해 현존하는 치료 방법과 기술, 환자의 요구 사항 등을 파악하고, 개발에 필요한 핵심 원리와 기초 지식을 습득합니다.

3. 프로토타이핑 : 개발하려는 디지털 치료제의 초기 버전인 프로토타입을 제작합니다. 프로토타입은 아이디어를 구현한 시범 모델로, 디지털 치료제의 주요 기능과 사용자 경험을 시뮬레이션합니다.

4. 테스트 및 검증 : 제작한 프로토타입을 실제 환경에서 테스트하고, 사용자들의 피드백을 수집합니다. 이 단계에서는 치료 효과, 사용자 편의성, 안전성 등을 평가하고 개선할 수 있는지 확인합니다.

5. 개선과 수정 : 수집한 피드백과 테스트 결과를 바탕으로 프로토타입을 개선하고 수정합니다. 필요한 기능 추가, 디자인 개선, 성능 최적화 등을 진행하여 디지털 치료제를 완성도 있게 발전시킵니다.

6. 임상시험 준비 : 개발한 디지털 치료제의 효과와 안전성을 확인하기 위해 임상시험계획을 통해 식약처 승인을 진행합니다. 임

상시험은 환자들을 대상으로 실제 치료에 적용하여 효과를 검증하는 과정입니다. 이 단계에서는 연구 대상 환자들과 협력하여 치료의 효과를 정량적, 정성적으로 측정하고 비교 분석해야 합니다.

일반적으로 아이디어 도출 및 기획 단계는 2~3개월, 연구와 문헌조사 단계는 6~12개월, 프로토타이핑 단계는 3~6개월, 테스트 및 검증 단계는 6~12개월, 개선 및 수정 단계는 3~6개월, 임상시험 준비 단계는 1~2년 정도 소요됩니다. 따라서 디지털 치료제 개발에 총 3~5년 정도의 시간이 소요될 수 있습니다. 추후 임상시험과 보험수가 획득과 관련하여 5년 정도의 추가 기간이 소요될 수 있다고 개인적으로 생각합니다.

Q. 디지털 치료제의 개발 소요 기간이 너무 긴데, 이를 줄일 수 있는 방법이 있을지.

CRO(임상시험수탁기관)나 전문가 자문을 통해 디지털 치료제 개발 기간을 줄일 수 있습니다. CRO는 임상시험의 모든 과정을 대행해주는 기관으로, CRO를 통해 임상시험을 진행하면 개발업체는 임상시험에 대한 전문 지식과 경험을 활용하여 개발 기간을 단축할 수 있습니다. 또한, 전문가 자문을 통해 개발업체는 디지털 치료제 개발에 대한 최신 정보와 기술을 얻을 수 있으며, 이를 통해 개발 기간을 단축하고 제품의 품질을 향상시킬 수 있습니다. 다음과 같은 측면에서 이점이 있을 것이라 예상합니다.

1. 임상시험 수행 전문성 : CRO는 임상시험 수행에 필요한 전문 지식과 경험을 가지고 있습니다. 이들은 임상시험의 설계, 모니터링, 데이터 수집 및 분석 등을 전문적으로 수행할 수 있으며, 규제 요구사항을 준수하는 데 도움을 줍니다. CRO의 지원을 받으면 개발업체는 임상시험에 대한 전문성을 활용하여 시험의 진행을 원활하게 할 수 있습니다.

2. 빠른 모집 속도 : CRO는 임상시험에 참여할 수 있는 환자를 모집하기 위한 네트워크와 전략을 보유하고 있습니다. 이들은 개발 업체에게 환자 모집에 대한 전문 조언을 제공하고, 효과적인 모집 전략을 수립하여 시험 참여자를 빠르게 확보할 수 있도록 돕습니다. 빠른 모집은 개발 기간을 단축시키는 데 중요한 역할을 합니다.

3. 데이터 관리와 분석 : CRO는 임상시험에서 생성되는 데이터를 관리하고 분석하는 데 필요한 시스템과 전문가를 보유하고 있습니다. 이들은 데이터의 정확성과 무결성을 보장하며, 효과적인 분석을 통해 결과를 신속하게 평가할 수 있습니다. 개발업체는 CRO의 데이터 관리와 분석 능력을 활용하여 개발과정을 원

활하게 진행할 수 있습니다.

4. 전문가 자문 : 전문가 자문은 디지털 치료제 개발에 있어서 최신 정보와 기술을 얻을 수 있는 중요한 요소입니다. 전문가들은 자신들의 경험과 전문 지식을 바탕으로 개발업체에 조언하고 가이드를 제공합니다. 이를 통해 개발업체는 최신 동향을 따라가며 개발을 진행할 수 있고, 잠재적인 문제를 조기에 해결할 수 있습니다.

Q. 디지털 치료제가 현재 불안한 측면이
많이 지적되고 있는데, 시장에 대한 낙관적인가요?

디지털 치료제 시장의 성장은 고령화로 인한 만성 질환 환자 증가/의료비 상승/디지털 기술의 발전/규제 완화에 의해 반드시 성장할 것이라고 예측합니다. 하지만 올해 디지털 치료제 선발 주자들을 보면 디지털 치료제의 시장을 낙관적으로만 볼 수는 없습니다.

2023년 페어 테라퓨틱스의 연간 처방 수가 감소했습니다. 2022년 매출 2,200만 달러, 처방전 5~6만 건, 생명보험 가입 1억~1억 2,000만 명을 달성할 것이라고 밝혔습니다. 하지만 2023년 1분기에는 43,000건으로 감소했습니다. 이는 전년도에 비해 12.2%의 감소율입니다. 페어 테라퓨틱스의 연간 처방 수가 감소하는 이유는 여러 가지가 있습니다. 첫째, 디지털 치료제의 효과에 대한 우려가 제기되고 있습니다. 앱은 역으로 신경계에 영향을 미쳐서 어지러움, 두통, 피로감 등의 부작용을 일으킬 수 있습니다. 둘째, 치료제의 가격이 비쌉니다. 치료제의 한 달 치 처방 비용은 약 100만 원입니다. 셋째, 치료제의 대체제가 개발되고 있습니다. 이 치료제와 비슷한 효과를 가지면서 부작용이 적은 약물들이 개발되고 있습니다.

이 때문에 디지털 치료제는 여전히 초기 단계에 있으며, 그 효과에 대한 과학적 증거가 부족하다는 우려가 있습니다. 또한 디지털 치료제는 기존의 치료법과 비교하여 비용이 저렴하거나 더 효과적이지 않을 수 있습니다. 이러한 우려로 인해 디지털 치료제의 성공에 대한 부정적인 의견이 많습니다.

그러나 디지털 치료제는 기존의 치료법이 제공하지 못하는 몇 가지 장점이 여전히 있습니다. 예를 들어, 디지털 치료제는 환자가 자신의 집에서 치료를 받을 수 있도록 하며, 치료 비용을 절감할 수 있습니다. 또한 디지털 치료제는 환자의 치료 순응도를 향상시키는 데 도움이 될 수 있습니다. 디지털 치료제의 성공 여부는 여러 요인에 따라 달라질 것입니다. 예를 들어, 디지털 치료제의 효과에 대한 과학적 증거가 충분히 확보되어야 하며, 기존의 치료법과 비교하여 비용 효율적이어야 합니다. 또한 환자가 디지털 치료제를 받아들이고 지속적으로 사용할 수 있어야 합니다. 디지털 치료제는 기존의 치료법을 보완하는 새로운 치료법으로서, 환자의 삶의 질을 향상시키는 데 중요한 역할을 할 수 있습니다.

따라서 개인적으로는 디지털 치료제는 향후 몇 년 안에 우리 의료 체계 안에 정착할 수 있을 것으로 예상합니다.